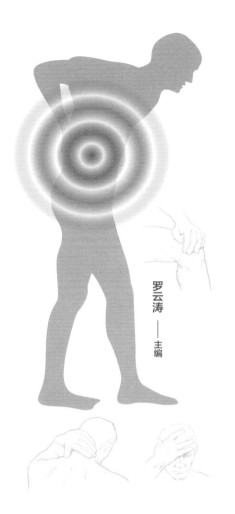

中高龄身体危险信号

必须警惕的

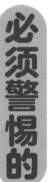

罗云涛 —— 主编

U0388712

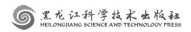

黑龙江科学技术出版社
HEILONGJIANG SCIENCE AND TECHNOLOGY PRESS

图书在版编目（CIP）数据

中高龄必须警惕的身体危险信号 / 罗云涛主编 .
哈尔滨 : 黑龙江科学技术出版社 , 2024. 9. -- ISBN
978-7-5719-2575-8

Ⅰ . R161

中国国家版本馆 CIP 数据核字第 20243CK700 号

中高龄必须警惕的身体危险信号
ZHONG-GAOLING BIXU JINGTI DE SHENTI WEIXIAN XINHAO
罗云涛　主编

出　　　版	黑龙江科学技术出版社	
出 版 人	薛方闻	
地　　　址	哈尔滨市南岗区公安街 70-2 号	
邮　　　编	150007	
电　　　话	（0451）53642106	
网　　　址	www.lkcbs.cn	

责任编辑　马远洋

设　　　计　　深圳 · 弘艺文化　HONGYI CULTURE

印　　　刷	哈尔滨市石桥印务有限公司
发　　　行	全国新华书店
开　　　本	710 mm × 1000 mm　1 / 16
印　　　张	12
字　　　数	180 千字
版次印次	2024 年 9 月第 1 版　2024 年 9 月第 1 次
书　　　号	ISBN 978-7-5719-2575-8
定　　　价	45.00 元

有研究认为，人在 45 岁以后进入疾病的高发期。冠心病、糖尿病、高血压、高脂血症、动脉硬化、癌症等疾病开始显现，身体各部位也会逐渐显露出信号，提醒我们身体的状况。因此，中高龄是人生命历程中必须备受关注的时期。

当我们步入中高龄后，除了要十分注重身心的保健和锻炼，还要时刻关注身体中出现的各种小毛病，这些可能都是身体疾病的隐形信号。

当身体某些部位开始隐隐作痛时，头痛、耳痛、背痛、胸痛……是不是越来越频繁了？

当身体某些部位莫名其妙有肿块了，淋巴结、乳房、睾丸……是不是越来越大了？

当身体某些部位突然出血了，鼻出血、皮下出血……是不是越来越难以控制了？

当身体某些部位出现了不同寻常的变化时，黄疸、便血、视力障碍……是不是惊慌失措了？

其实这些都是身体发出的各种疾病信号。从这本书中，你可以学到中高龄常见病的不同寻常或稀松平常的疾病信号：

【**分类总结**】包含24种中高龄常见的身体信号症状，分门别类，一目了然。

【**通俗易懂**】用简洁、易懂的专业医学知识，介绍症状的原因、疾病、治疗要点、日常保健等知识。

【**详细解读**】各种症状解读详细，千万不可忽视日常小毛病。

疾病并不可怕，可怕的是我们毫无察觉，甚至错过了最佳治疗期。很多人自恃年富力强，忽视了日常保健，即使身体出现信号，也是想忍一忍就过去了。殊不知，严重的疾病，比如肿瘤，平时都有蛛丝马迹，但自我却无大痛之感，一经查出已到晚期，失去了治疗的最佳机会。

朋友们，请不要再忽视身体的信号，关爱自己的身体，及时发现问题，为生命做好自我防护。

目录
CONTENTS

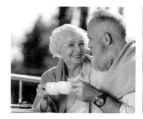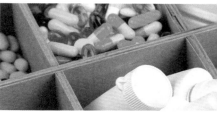

第一章 疼痛——身体不适的"求救警报"

第二章 肿块/肿胀——身体肿瘤的"信号灯"

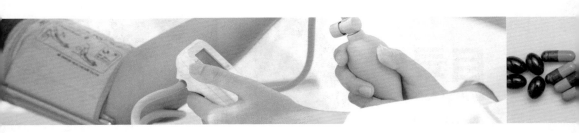

第三章 出血——身体健康的"红色预警"

第四章 排泄物——身体疾病的"隐形秘密"

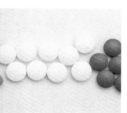
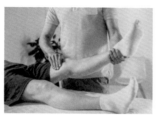
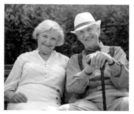
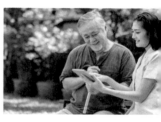

第五章 **其他**
不正常反应的身体信号

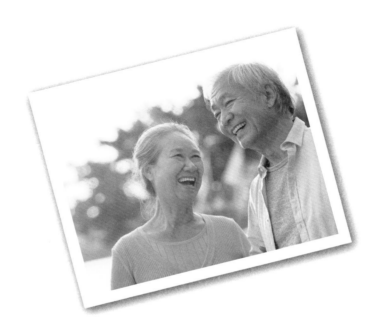

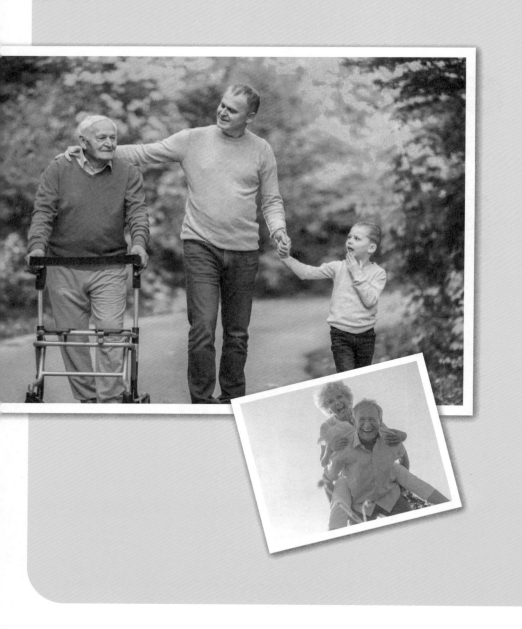

第一章

疼痛——
身体不适的"求救警报"

日常生活中，各种小疼大痛如家常便饭，

有的是隐隐作痛，有的是烧灼感，有的则是尖锐的钻心痛……

每个人对疼痛的反应都不一样。

其实，很多疼痛是身体不适的"求救警报"，

但千万不要以疼痛程度来判断病情的严重程度。

头痛

① [疾病简介]

头痛是一种日常生活中很常见的临床症状，泛指发生在头颅上半部（眉弓、耳轮上缘和枕外隆突连线以上部位）的一系列疼痛。

有时候，眼鼻、脸部、下颌、颈部的疼痛也经常传导到头部，引起头痛。很多头颈部的疾病症状常以头痛来表现。头痛的发病率很高，在中高龄人群中尤甚，属于神经症状，原因颇多。得了头痛，不仅患者苦不堪言，也是临床医生们最"头痛"的主诉症状之一。

有的头痛患者还会伴随恶心、呕吐、眩晕、视力障碍、精神异常等症状。

② [致病原因]

我们之所以会感到头痛不已，主要是因为头颈部痛觉末梢感受器受到刺激产生异常的神经冲动传达到脑部所致。

引起头痛的因素较为复杂。有感冒、牙疼、贫血等轻症；有颈椎病、高血压脑病、鼻窦炎和青光眼等中症；还有脑卒中、脑膜炎、颅内肿瘤、脑出血等危及生命的重症。既有脑部局部病变，也可能是全身性疾病的并发症状。颅内病变是神经科头痛的常见原因，比如

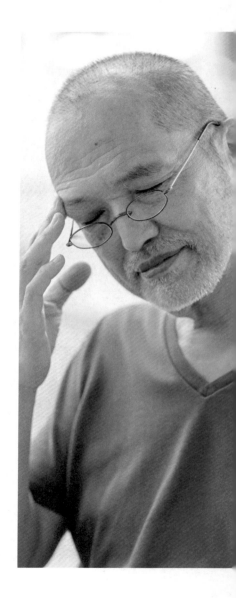

颅内感染、肿瘤占位、颅内压改变。

除了疾病因素，头痛的原因还涉及饮食、内分泌代谢、精神不佳、紧张、情绪不稳定、环境刺激等因素。

❉ 原发性头痛

原发性头痛又称神经性头痛，包括偏头痛、丛集性头痛、紧张性头痛，伴有自主神经症状的三叉神经痛。

这种类型的头痛大部分是良性的，经过各种检查，常常很难找到病因。但神经递质如组胺、5-羟色胺不平衡，以及身体激素水平失调等，可能会引起神经性头痛。

典型性偏头痛

偏头痛主要症状往往是一侧头痛，呈脉动性或跳动性，通常在早上发作，半小时到1小时之后疼痛加重，发作周期不固定，可能每隔几天或几周会发作一次，也可能几个月都不发作。疼痛的时间会持续几小时，少有持续超过几天。

发作前几分钟或几小时内有前驱症状，如颈肩部紧张、疲倦、精神不振、恶心呕吐，或伴有视力障碍（如闪光、暗点或视野缺失）、对光线过敏、听觉异常（如听力下降或耳鸣）、短暂性无法阅读，甚至失语等。

偏头痛的疼痛强度因个体差异而有所不同，有些人会感到极度疼痛，甚至影响日常生活。酒精、巧克力之类的食品均可能诱发偏头痛。良好的睡眠可以帮助缓解，但偏头痛往往发生在人们承受压力之后放松的状态。

紧张性头痛

紧张性头痛也较为常见，主要症状通常是整个头部或颈部感到疼痛，很少只是偏头痛。往往伴有"紧箍感"，压迫样而非脉冲式头痛，不会伴有发热的现象。

疼痛的程度也起伏不定，还会复发，时间可能几天，也可能持续几周，甚至几个月。头痛的时间不固定，在任何时间都可发作，以在晚上或早晨起床时居多。

患有紧张性头痛的人一般都会有心理方面的因素，生活压力较大。

❋ 继发性头痛

继发性头痛一般指继发于各种器官疾患的头痛，较容易明确病因。

比如继发于颅内感染、脑肿瘤、蛛网膜下腔出血等疾病的头痛；继发于牙科牙疼、眼科青光眼、耳鼻喉科鼻炎和鼻窦炎、颈椎病等的头痛；继发于贫血、高血压等身体其他系统疾患的头痛。

某些继发性头痛的疾病很严重，甚至危及生命。

❋ 中医讲头痛

头痛病指由于外感与内伤，致使脉络拘急或失养、清窍不利所引起的头部疼痛，自觉头部包括前额、额颞、顶枕等部位疼痛。其可以发生于多种急慢性疾病过程中，有时亦是某些相关疾病加重或恶化的先兆。

中医上的头痛主要分为外感头痛和内伤头痛。外感头痛发病较急、痛势较剧、痛无休止，多兼风、寒、热等表证，多实证；内伤头痛起病缓慢，多为隐痛、昏痛，时作时止，病位涉及肝、脾、肾等，多属虚证，或虚实夹杂。

外邪侵袭

多因起居不慎，坐卧当风，感受风、寒、湿、热等外邪，而以风邪为主。外邪自表侵袭于经络，清阳之气受阻，气血不畅，阻遏络道而发为头痛。

其他因素

肾精亏虚、气血两虚、脾胃虚弱等均可导致头痛。

情志失和

长期精神紧张忧郁，肝气郁结，情志不舒，肝失疏泄，郁而化火，上扰清空而头痛。

痰湿内生

饮食不节、嗜酒肥甘、暴饮暴食，或劳伤脾胃，致脾失健运，痰湿内生，上蒙清空，阻遏清阳，头痛发作。

3 ［疾病信号］

※ 颅内脑病变引起的头痛

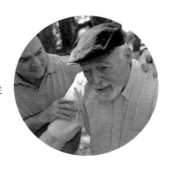

这类头痛多剧烈，为深部的胀痛、炸裂样痛，常伴有不同程度的呕吐、抽搐、意识障碍、精神异常等。

○ 脑膜脑炎

这类头痛有脑膜刺激征，颈项部也多疼痛。起病急骤，并有发热和脑脊液的阳性所见。

○ 脑血管病

①脑出血情况。

多伴有剧烈头痛，是引起血管性头痛的疾病之一。

脑部需要大量氧气，如果大脑缺氧，脑血管就开始扩张，输送更多的血液来增加氧气。但是脑血管壁上有可以传导疼痛的感觉神经，一旦血管壁扩张，感觉神经就会被抽长，开始传递疼痛信息，从而引起头痛。

这类头痛通常出现蛛网膜下腔出血，多突发于用力或情绪激动后，伴有呕吐、脑膜刺激性头痛。该病因无偏瘫等神经系统局限体征，可能被漏诊。

如果中老年人突发头痛、呕吐、意识障碍、肢体瘫痪、大小便失禁、失语，这种情况要警惕是不是脑出血，要立即送医院抢救。

②缺血性情况（脑血栓）。

脑血栓引起的头痛并不多见，但椎-基底动脉短暂缺血发作性头痛也很多。主要症状包括：

- 因头部转动或直立位时诱发头痛。
- 头痛前后伴有眩晕，或口面麻木、耳内疼痛、视物变形等。
- 可有眼球震颤等轻微的脑干损害体征。
- 出现脑动脉硬化、糖尿病、冠心病，以及颈椎增生、外伤或畸形等。

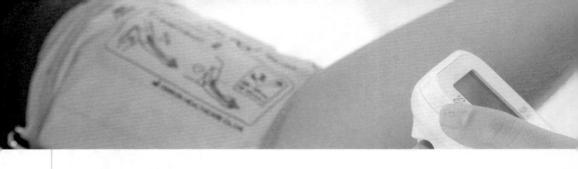

中老年突发头痛、眩晕、言语障碍、肢体感觉障碍或痉挛性瘫痪（不超过24小时），而且反复发作，很有可能是短暂性脑缺血引起的，应立即送医院抢救。

③脑动脉硬化。

因脑部缺氧引起头痛，多伴神经衰弱表现，并有轻微神经系统损害体征，眼底和心脏等有动脉硬化征象和血脂增高等。

④高血压脑病。

高血压患者如因血压骤升而致脑部小动脉痉挛发生急性脑水肿时，可因急性颅内压增高而产生剧烈头痛，眼底可见视网膜动脉痉挛、出血、渗出等。多见于尿毒症和子痫等。

高血压疾病也可引发脉动性头痛。发作的部位多半是颈后部，一般早晨醒来痛得最厉害，有紧压感，紧张劳累时情况加重，突发严重的弥漫性头痛、恶心呕吐，伴有意识改变，局部或全身性抽搐。这些征兆都要警惕是不是高血压脑病或高血压病的危象。

还有一种突发性、两眼完全看不见的头部疼痛，这种疼痛会一直持续不断，尤其当伴发颈部僵直症状时，脑出血的可能性很高。特别是患有高血压的老年人发病后，可能是由高血压导致血管破裂从而引发脑出血。

○ 颅内肿物及颅内压增高

这类疾病包括脑瘤、脑脓肿、颅内血肿、囊肿（蛛网膜炎）、脑寄生虫等。

颅内肿物通过颅内疼痛敏感组织的压迫、推移，可引起局部及邻近部位的头痛，呈现牵引性头痛，可表现为双颞或眼球后胀痛，呈进行性加重头痛，并有神经系统局限体征。

如果伴有颅内压增高，全头部可呈现胀痛、炸裂痛。疾病早期患

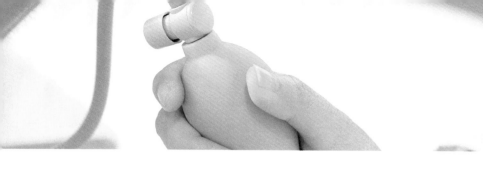

者睡后脑静脉瘀血，颅内压增高，晨起后容易发生头痛，随着疾病的发展逐渐为持续性痛，咳嗽、用力后因颅压突增而使头痛加重，并有呕吐、视网膜出血、精神症状、癫痫等。

如果中高龄患者常有阵发性头痛，尤其晨、晚较多，在半年内波动加重，呈持续性发作，头痛剧烈时可伴有恶心、喷射性呕吐，出现神经定位性体征，就要警惕可能是颅内肿瘤或其他占位性病变。

○ 低颅压综合征

在腰椎穿刺、颅脑损伤手术后，突然坐起后会突发剧烈头痛，常伴恶心、呕吐。这是颅内压进一步下降，颅内疼痛敏感组织失去了脑脊液的托持而受到牵拉所致，平卧后头痛可迅速缓解，偶或有徐脉和血压升高。

○ 癫痫性头痛

头痛呈剧烈搏动性痛或炸裂痛，发作、好转均很突然，为时数秒至数十分钟，也可持续一天，发作频率不等，多见于青少年及儿童。可伴有恶心呕吐、眩晕、流涕流泪、腹痛、意识障碍或恐怖不安等。

○ 头部受伤

老年人头部即使受到轻微的碰撞也可能引起颅内出血，发生瘀血（硬膜下血肿症）会压迫脑部，引起头部疼痛及行为异常。这种病症必须通过脑部CT或脑部MRI才能确诊。

如果因头部外伤，又短暂昏迷后，头痛持续数小时或数天，呈持续性胀痛，常伴眩晕、失眠、健忘等，严重时会出现呕吐及意识模糊，这可能是颅内血肿的征兆，应立即送医院抢救。

此外，如果有突发的由一侧扩至双侧的剧烈头痛，伴有剧烈呕吐、颈项强直，意识清醒，但无瘫痪，这种情况也有可能是由脑外伤造成的。

○ 血管性头痛

这是最常见的，呈现与脉搏一致的搏动性痛或胀痛。低头、发热、咳嗽等均会加重头痛。检查可见颞动脉隆起，搏动增强，压迫后头痛可减轻。

①偏头痛类

呈急性复发性发作，并伴有一些特异症状。常在青春期发病，部分患者有家族史，多因劳累、情绪因素、经期等诱发。在活动时加剧，或者表现为畏光、畏声、恶心、呕吐等症状，间歇期如常人，气候变化、紧张焦虑、失眠疲劳、月经来潮等均为头痛诱发的因素。

眼性偏头痛

发作前先有眼部先兆，如闪光、黑蒙、雾视、偏盲等，也可有面、舌、肢体麻木等，与颅内血管痉挛有关。发作中出现一侧或双侧剧烈搏动性痛或胀痛，多伴有面色苍白、肢冷、嗜睡等，可有情绪和行为等改变；头痛至高峰后恶心、呕吐，持续数小时至一天恢复。发作频率不等。

丛集性偏头痛

无上述先兆，较为常见，发作时间长者可达数日。
丛集性头痛发作时呈搏动性剧痛，以一侧眶上眶周为主，伴有头痛侧流涕、鼻塞、面部充血等，持续约半小时或几小时，常在每天同一时间以同一形式多次发作。发作持续数周至2~3个月后，逐渐减少、减轻而停止。但间隔数周或数年后可再次出现类似的丛集样发作。

颈源性偏头痛

与颈椎外伤或增生有关。症状类似偏头痛，但同时伴有眩晕、耳内疼痛、咽部异物感、发音障碍等脑干缺血症状，以及头痛侧上肢的麻木、疼痛、无力。头痛恢复后，其他症状也相应消失。

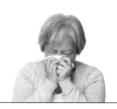

无明显的发作性和特异的伴发症状。多为全身性疾患使颅内外血管扩张而引起，如感染、中毒、高热、高血压、各种缺氧状态（脑供血不足、心肺功能不全、贫血、高原反应）以及低血糖等。

发作初期，牙龈、枕颈部痛，随后颞侧搏动性剧痛，局部皮肤出现红肿，并有消瘦、发热等全身症状。

○ 头颈部神经炎性头痛

因受寒、感染或外伤引起头部神经的神经痛。

比如三叉神经痛，因为面部三叉神经发炎，发作时感觉剧烈刺痛，疼痛时间持续几分钟，大多发生在老年人身上。刷牙、咀嚼、说话、洗脸，甚至触碰到面部某个敏感的部位均可引发症状。

○ 头皮发炎引起的头痛

如果头皮发生急性感染、疖肿、颅骨肿瘤等，也可引起局部头痛。

○ 紧张性头痛

紧张性头痛又称肌收缩性头痛，因头颈部肌肉持续收缩所致，多为前头部、枕颈部或全头部持续性钝痛。经常有头部重压感、紧绷感，轻度至中度头痛，常双侧受累，头部周围肌肉有压痛感，活动时不加剧，有畏光畏声症状，但无恶心、呕吐。病因大多为精神紧张或焦虑，也可继发于血管性头痛或五官病变的头痛，有时为头颈部肌炎、颈肌劳损或颈椎病所致。

中高龄者如果常常发生这些头痛情况也不用太过担心，有可能只是紧张引起的头痛，建议做好适当的心理调整，改善不良的生活习惯，消除紧张、压力等情绪，可逐渐改善症状。

○ 颈椎性头痛

如果患有颈椎病，可引起枕后的持续性胀痛，并可放射到上臂，导致头颈转动不方便，或者转动时有强烈的疼痛感。

✳ 眼耳鼻口病变引起的头痛

眼耳鼻口病变也可以引起头痛，多由原病灶部位的疼痛扩散而来。

1

○ 眼部病变

如眼部发生了高度近视、青光眼（眼球内压增高），也可能因药物治疗引起头部疼痛。

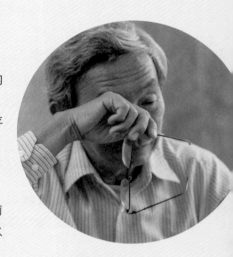

屈光不正（远视、散光、老视）及眼肌平衡失调：头痛多为钝痛感，可伴眼痛、眼胀，阅读后加重，并可有阅读错行或呈双行现象，久后可有神经衰弱表现。

青光眼：疼痛以患眼为主，扩及病侧前额。急性者常伴有呕吐、视力减退、角膜水肿、浑浊等；慢性者有视盘生理凹陷扩大等。

眼部急性感染：可引起剧烈头痛。

中高龄由眼疾引起的头痛自眼球开始向眼后或上部放射，有搏动感，还有恶心、呕吐、视力急剧下降、眼部充血等明显症状。这些有可能是青光眼造成的。

当头痛没那么厉害时，可能是远视或散光患者用眼过度后，出现眼部疲劳和沉重感，引起头部的持续性头痛。这种疼痛是用眼过度引起的，可减少用眼以缓解视疲劳。

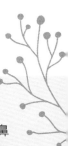

2
鼻部病变

头痛与鼻部疾患也有关，通常表现为流脓涕、鼻塞、一侧头痛，一般白天重、夜间轻。这有可能是慢性鼻窦炎，建议采用手术治疗。

鼻旁窦炎：头痛伴有鼻阻、流涕和局部压痛。经常在重感冒期间或之后发作；有鼻后滴液现象；疼痛在脸部或头部某个特定的位置固定发作，且发作迅速；疼痛会因咳嗽、打喷嚏或突然的转头而加重。酒精、急剧的气温变化也会加重病情。

鼻咽腔癌肿：典型者除头痛外，还有脓涕、血涕、多发性颅神经麻痹和颈部淋巴结转移。

3
耳部病变

头痛也可能与耳部疾患有关。如果头痛伴有耳后部压痛、局部浮肿、听力下降、外耳道流脓等症状，还可能伴有发热或全身感染，这些可能是急性乳突炎的表现，建议去耳鼻喉科检查确诊。

急性中耳炎等耳部病变，则可能出现严重耳痛并扩及一侧头痛。

4
口部病变

吞咽、咀嚼、说话、咳嗽、打嗝时诱发的阵发性舌后部或耳部疼痛情况下，有可能是舌咽神经痛。如果这种情况持续2分钟左右，应去医院检查确诊。

牙痛有时可扩及病侧面部疼痛。

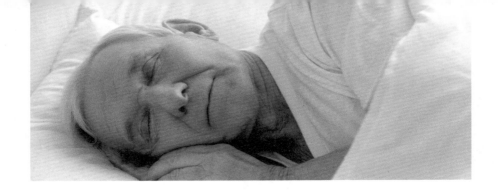

❋ 其他原因引起的头痛

▶ 心功能不全、肺气肿等疾病会引起牵引性头痛。

▶ 甲亢、更年期综合征等内分泌代谢疾病会引起神经衰弱性头痛。

▶ 焦虑症、抑郁症也会引起头痛，伴有明显的焦虑不安表现。

▶ 癔症的头痛多部位不定、性质多变，且有其他癔症表现，常号哭、呼叫。

▶ 药物引起的头痛。如果近来口服一种新的药物治疗疾病，服药后就开始发生头部疼痛的现象，可考虑是不是药物引发的头部疼痛，建议停药。

▶ 患有颞动脉炎的老年人，咀嚼的时候会觉得颞区疼痛，视力减退，周身酸疼，同时伴有发热、体重减轻的症状。头部疼痛最为明显，持续几天甚至几周，疼痛部位固定，用手可以准确地摸到那个痛点。

▶ 疲乏、失眠、注意力不集中、记忆力减退等症状，则是神经衰弱病患者的功能性头痛。

▶ 重度贫血、尿毒症患者、吸烟非常多的人，也会经常头痛。

▶ 长期处于空气质量差或者高噪声的环境中，也会经常感觉头痛。

▶ 头痛前后出现颜面、胸腹部、四肢或身体皮疹，压迫后不褪色。这可能是皮疹或皮疹引起的相关疾病，最好去皮肤科确认一下相关的病症情况。

▶ 先发热，后头痛，并伴有全身无力、流涕、咳嗽等其他症状，很有可能是由感冒、发热导致的头痛现象。只需尽快退热，缓解感冒症状即可。

4 [健康支招]

　　头痛是许多疾病发生的信号之一，病因繁杂。如果常常感觉到头痛，不要仅仅服用一两粒止疼药就完事了，一定要及早就医，弄清根本原因，才能对症下药。有些急性头痛可能是重大疾病的征兆，万一错过最佳治疗时机，可能危及生命。

☀ 治疗要点

头痛的治疗要点	
主要症状：肩膀以上的位置发生局部或全部的疼痛	
精神压力过大、紧张、过度劳累、宿醉等引起的头痛	及时休息，不宜熬夜，保证睡眠
感冒等细菌或病毒引起的头痛	及时休息，多半会自行痊愈，服用感冒药，严重者及时就医
发热引起的头痛	降低体温，可服用乙酰氨基酚等退热药
偏头痛	就医，并遵医嘱，找出原因对症治疗，常备止疼片
鼻窦炎引起的头痛	及时就医，服用抗生素，遵医嘱，如果病症持续不退可能需接受泄液术（扩张患者的窦孔，以便蓄脓流出）
颞动脉炎引起的头痛	及时就医，可进行切片检查，遵医嘱，可能需要接受类固醇治疗，避免脑卒中或失明
高血压引起的头痛	及时就医，在医师的指导下，节食减轻体重以及服药控制
青光眼引起的头痛	及时就医，接受药物治疗
三叉神经痛	及时就医，接受药物治疗
药物引发的不良反应	及时停药并就医，在医生指导下可换别的药物
头部受伤引起的头痛	立即送医院及时治疗
脑出血引起的头痛	立即送医院急救
脑部肿瘤引起的头痛	及时就医，在医生指导下进行药物治疗、手术或放疗

✻ 这些征兆需警惕

1 头痛持续72小时，无法从事任何正常的工作、生活；

2 头痛伴随视力不清、说话困难、统合失调、四肢无力、脖子僵硬等症状；

3 头痛伴随着呕吐，但并不反胃；

4 一旦用力就感觉头痛，头痛发作越来越频繁。

如果有以上症状，需要立即就医，查明头痛原因。

✻ 头痛常用止痛药

头痛发作时，可使用除吗啡类以外的止痛药物，以下是常用的几种止痛药。

阿司匹林类：非甾体抗炎药，可以解热、止痛，能够缓解轻度、中度头痛。

布洛芬、洛索洛芬钠等药物：适合轻度头痛。

扑热息痛（对乙酰氨基酚）：有解热镇痛的作用，镇痛与阿司匹林类似，但抗炎作用较弱，对凝血机制无影响，能够缓解轻度、中度头痛。

苯甲酸利曲普坦片、盐酸氟桂利嗪胶囊、镇脑宁胶囊、川芎茶颗粒、丹宁头痛胶囊、复方羊角片等药物：适合血管性神经头痛。

氨酚羟考酮片，或联合口服加巴喷丁：适合重度头痛。

佐米曲普坦：治疗丛集性头痛的效果比较好。

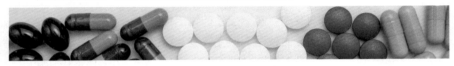

注意：

头痛使用药物切莫自行准备，一定要在专业医生的指导下服用。

治疗头痛在于积极预防，根本治疗各种原发病。当合并颅内肿瘤等恶性疾病的时候更要注意，切不能滥用止痛药掩盖病情，给诊断造成困难。

日常护理小妙招

一般头痛患者可以在医生的指导下，通过服用止痛药止痛。除了药物止痛，有些头痛还可以通过家庭养护小妙招来有效预防。

1 好睡眠可缓解头痛

很多头痛都和睡眠有很大关系。头痛者常无法进入良好的睡眠，甚至夜不能寐；也有的是患有失眠等睡眠障碍，时间长了导致头痛。还有一些紧张性头痛患者如果好好休息后，头痛会得到明显的缓解。

睡得太多或太少都容易造成头痛，尤其是日间嗜睡，晚间又睡不着，这些不良的睡眠习惯容易导致晨起头痛。所以要尽量养成固定时间睡觉、固定时间起床的良好习惯，早睡早起，健康的成年人宜保持八九个小时的完整睡眠，不要常常熬夜。

2 均衡饮食可缓解头痛

食物是我们日常饮食中不可取代的东西，但有些食物却会诱发头痛；当身体能量不足的时候，会启动神经系统，造成全身肌肉的紧张，也会诱发头痛。如果保持均衡、有营养的饮食，可补充身体能量，减少肌肉紧张，缓解头痛。

●远离可诱发头痛的食物

有些食物会诱发头痛，比如含酒精的饮料、腌过的肉类、泡菜、咖啡、巧克力，甚至柑橘类水果等。如果在一段时间内食用某种食物常常有头痛症状，就需要留心了，试着将它们从饮食餐单中删除，后续观察一下情况如何。

中高龄人群平日尽量少吃富含酪氨酸的食物，因为酪氨酸容易导致血管痉挛，尤其是偏头痛者，最好远离这类食物。富含酪氨酸的食物有奶酪、巧克力、西红柿、牛奶、乳酸饮料、柑橘类水果及腌制的沙丁鱼、鸡肝等。

少食含有亚硝酸盐的食物，因为这些食物可以引发头痛，如香肠、热狗、火腿、腊肉等腌熏肉类、加工肉品等食品。

少食代糖食品。代糖"阿斯巴甜"会过度刺激、干扰神经末梢，增加肌肉紧张，容易引发头痛。低糖可乐、汽水、无糖口香糖，甚至许多中成药里都含有阿斯巴甜。

●补充维生素、矿物质等营养

镁可以调节血液循环、放松肌肉，可适量多吃点含镁高的食物，如全谷类食物、瓜子、杏仁、腰果、榛子、花菜、豆腐等。但是不要轻易补充镁剂，因为那样可能导致腹泻。

可适当补充维生素B_2，可以减少偏头痛的发作频率和持续时间，但是一天的服用量不要超过400毫克。维生素B_2含量丰富的食物包括苹果、香蕉、橙子、榴莲、葡萄等水果，以及西红柿、芹菜、卷心菜、茄子、猪肝和鹅肝等。

3 谨慎饮用红酒等酒类

都说喝红酒在一定程度上可以改善睡眠，但并非绝对有效，尤其对于有头痛症的人。

因为红酒中含有乙醇，会在体内迅速分解为乙醛。乙醛可以扩张头部毛细血管，使其通透性增加，可能出现头疼、头晕等症状。而且乙醇有兴奋作用，可能会加重失眠，进而引起头痛。

喝酒以后，酒精还会刺激神经，导致交感神经的兴奋性增高，引起心率增快、血压升高，可能会出现头疼、头晕、心慌的症状。

对于有偏头痛病史的人群，酒精的刺激作用还有可能诱发偏头痛发作。

因此，日常生活中应注意避免饮酒。

4 / 尽量戒烟

有的人一抽烟就头痛，要考虑是否由香烟刺激、一氧化碳中毒等因素引起，也可能是自身患有神经性头痛、偏头痛等疾病所引起的。

抽烟会导致颅内的血氧饱和度降低，可能会加重头痛症状。因此，有这类头痛的人群要戒烟，以免加重头痛症。

5 / 头痛时可热敷

头痛时，还可以使用热敷的方法。热敷可以舒缓紧绷的肌肉，加快血液循环。头痛发生的时候，也可以试着洗个热水澡。

每天将热毛巾放在脖子和肩膀上热敷15~20分钟，对逐渐减轻经常性头痛的效果十分显著。

6 / 检查药物

中高龄人群常常需要服用一些慢性药物，有的头痛可能跟药物有关，因此平时要格外注意头痛是否与进食或服药有关，如颠茄类、水杨酸类、奎宁片等。此外，大量饮用酒类或食用谷氨酸钠（味精），也可能造成暂时性的头痛。

7 / 晒晒太阳闭目养神

当头痛发作时，可以找一个舒服的位置躺下，晒晒太阳，闭上眼，想象自己躺在一个安逸、舒适的地方，放松身心，运用想象力来消除头痛。

头晕、眩晕

1 [疾病简介]

在日常生活中，头晕、眩晕很常见，尤其是中高龄群体、女性群体，常常感到头晕，甚至发生眩晕。

头晕的主要表现有头昏眼花、头胀、头重脚轻、天旋地转感等，有时候还伴有心慌出汗、乏力、恶心、呕吐、耳鸣、失眠、情绪不稳、眼球震颤等症状。

※ 头晕——头重脚轻

头晕是临床常见的症状之一，指感觉自身身体不平衡，好像要摔倒，常伴有头昏、头胀、头重脚轻、脑内摇晃、眼花等感觉。

头晕可见于日常的晕车、晕船、烟酒过量、低/高血压病、贫血，也可能是药物中毒、脑动脉硬化等重大疾病。

※ 眩晕——头晕目眩

头晕又伴有平衡觉障碍或空间觉定向障碍时，比如感到外周环境或自身在旋转、移动或摇晃，有天旋地转的感觉，又称为眩晕，也就是常说的"头晕目眩"。

眩晕与头晕常常被混淆。眩晕主要是出现视物旋转或者晃动，意识是清醒的；而头

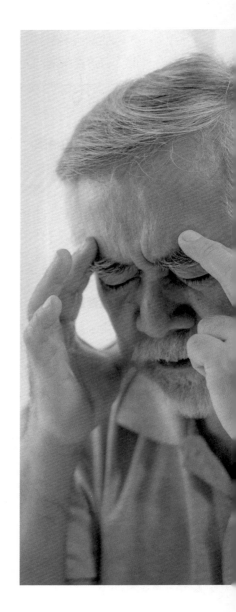

晕则往往有头昏脑涨、头重脚轻、眼花等感觉，但无外界或自身旋转的运动幻觉。

据国内一项流行病调查显示，随年龄的增长，眩晕患病率会不断增加，老年人眩晕患病率达到25.8%，65岁以上人群中大约有19.6%的人有头晕及平衡障碍等。

眩晕分为真性眩晕和假性眩晕。真性眩晕是由眼、本体觉或前庭系统疾病所引起的，有明显的外物或自身旋转感；假性眩晕多由全身系统性疾病引起，如心血管疾病、脑血管疾病、贫血、内分泌疾病及神经症等。

根据前庭综合征来分类，其又分为发作性眩晕、急性眩晕及慢性眩晕。发作性眩晕即反复发作的眩晕，常见如耳石症、前庭偏头痛等疾病；急性眩晕即突发、持续性的眩晕，如前庭神经炎、椎基底动脉系统脑梗死、突发性聋等疾病；慢性眩晕包括持续性姿势性知觉性头晕、小脑萎缩引发的眩晕。

2 致病原因

头晕、眩晕虽然是一种常见的症状，病因却十分复杂。

头晕、眩晕并不是一种单纯的疾病，而是由某些常见疾病引发的一系列症状。病症较轻的，转眼即可消失；严重的则会出现眼前物体长时间旋转不定，以致不能站立，站起就摔倒。

头晕病因

头晕作为中高龄人群高发的症状之一，极易被忽视，许多人认为这是"小毛病"，挺一会儿就好了，殊不知，头晕背后可能隐藏着多种疾病，甚至是致命的。

头晕可单独出现，也常与头痛并发，是一种常见的脑部功能性障碍。头晕可由多种原因引起，最常见于发热性疾病、高血压、脑动脉硬化、颅脑外伤综合征、神经症等。此外，还见于贫血、心律失常、心力衰竭、低血压、药物中毒、尿毒症、哮喘等。抑郁症早期也常有头晕。

头晕看似寻常，但对于长期反复发作的头晕诊断并不容易。有心脑血管疾病的中高龄群体特别容易患上头晕症。

✳ 眩晕病因

很多人会把头晕与眩晕当成一回事，其实头晕是一个比较宽泛的概念，包括眩晕、头脑昏沉、头脑不清醒等。

眩晕更具临床诊断特异性的症状，是患者对于空间关系的定向障碍或平衡障碍。其以倾倒、自身晃动、景物旋转为主感，"天旋地转、头晕目眩、天翻地覆"都毫不夸张，甚至带来濒死感。发作时，睁眼时感觉周围物体在旋转，闭眼后感觉自身在旋转，常伴有恶心呕吐、出冷汗、心率过快或过缓、血压升高或降低，甚至肠蠕动亢进和便意频繁等症状。

眩晕从幼儿到老人皆可"中招"，病因也很复杂，除更多的耳鼻喉科疾病外，还涉及内科、神经内科、骨科、康复科、精神心理科等相关领域。

常见的眩晕病因包括脑梗死（中风）、后循环缺血、梅尼埃病、耳石症、前庭神经元炎等。发生眩晕后，一定要引起注意，尤其是中高龄人群，要时刻警惕"隐藏在良性眩晕背后的恶性眩晕"。

✳ 中医讲头晕、眩晕

头晕在中医上属于眩晕病症，是临床常见病症。眩指眼花或眼前发黑，晕指头晕或感觉自身或外界景物旋转，二者常同时并见，故统称为"眩晕"。轻者闭目即止；重者如坐车船，旋转不定，不能站立，或伴有恶心、呕吐、汗出，甚则昏倒等症状。

眩晕大多是由于肝气不调、痰湿阻滞，或者气血亏虚所引起，不同类型眩晕的表现是不同的，治疗方剂也是不同的。

肝气不调所引起的眩晕，主要表现为头痛、头胀、头晕、心烦易怒、血压容易偏高，面色红赤，大多跟情绪上的刺激有关系。

脾胃运化失常，痰湿内生、痰浊上蒙清窍所引起的眩晕，主要症状是胸闷、恶心、头重昏沉、意识不清楚。

气血亏虚、肾精不足所导致的脑髓空虚、清窍失养的眩晕，大多表现为面色萎黄或者苍白、乏力以及心慌气短的症状，治疗多补养气血、滋养肝肾、养阴填精。

3 [疾病信号]

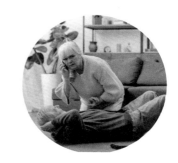

❋ 头晕——不仅仅是小毛病

头晕常见的疾病症状如下：

心脏异常

如果心脏结构、节律及收缩力改变，导致心排血量减少或心脏停搏，脑组织就会缺氧，从而发生头晕、晕厥症状。

心脏病、冠心病等疾病早期都可能有头晕症状，还伴有乏力、注意力不集中、耳鸣健忘等症状，进而发展到胸闷、心悸、气短。

心脏停搏、阵发性心动过速、阵发性心房纤颤、心室纤颤等心脏病均可导致急性脑缺血，发生头晕、眼花、胃部不适、晕厥等症状。

神经系统异常

如果脑部血管或主要供应脑部血液的血管发生了循环问题，也会导致脑供血不足，从而缺氧，产生头晕症状。

脑缺血病变、小脑病变、脑部病变、脑外伤、某些类型的癫痫、自主神经功能失调等神经系统疾病都会引起头晕。

如果头晕头痛、疲乏无力，特别是出现半侧肢体萎软无力、活动不灵活、口眼㖞斜、语言障碍等症状，要小心是中风先兆或中风后遗症。

如果头晕时常伴随视物重影、肢体无力、面部麻木等，考虑是否患上隐藏的脑卒中、脑瘤和脑炎等疾病。这种疾病多是脑干和小脑出了问题，会危及人体的生命中枢，需要马上就医。

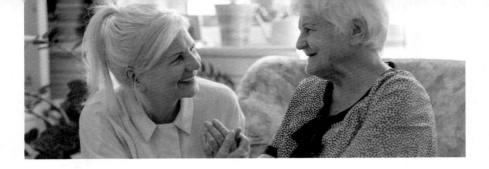

功能性低血糖

血糖低会影响大脑能量供应，情绪紧张或过度换气时呼吸过快，会导致呼吸性碱中毒、脑部毛细血管收缩，引起脑缺血缺氧，继而引起头晕、心慌、乏力、抽搐、意识丧失等症状。

贫血

头晕如果伴有乏力、面色苍白的表现，应考虑贫血的可能性。重度贫血时，会导致血氧低下，产生头晕。消化不良、慢性炎症等疾病均可继发贫血。

如果以头晕乏力为主，病情缓和，同时又有面色苍白、心慌等症状，可能伴有舌或口腔炎症、皮肤干燥、毛发脱落等，应考虑是不是缺铁性贫血。建议调节饮食，及时补充相关营养成分。

同样是头晕乏力、面色苍白、心悸，但病情迅速恶化、发展快，同时还可能有持续发热、皮下出血等，可考虑是不是再生障碍性贫血。建议及时就医，查清原因。

如果起病缓慢、病程较长，也是以头晕乏力、面色苍白、心悸为特征，且有子宫不规则出血，可能是功能失调性子宫出血，应及时到医院就诊。

血压异常

如果早期有头晕情况，还伴有头痛、头胀眼花、耳鸣、失眠、健忘、烦躁等症状，要考虑是不是高血压病。同时高血压症可能引起血管硬化，诱发脑供血不足，进而导致头晕。

感冒

有时流行性感冒也可能会有头晕的症状。

颈椎病

颈椎病会拉扯颈部肌肉，导致动脉供血受阻，脑供血不足，可能产生头晕。此外，还伴有颈部发紧、灵活度受限、疼痛、肩痛、恶心、心慌等症状。

如果长期保持同一姿势，尤其经常伏案工作或电脑办公，常常头晕、颈椎不适，就要考虑是否患上了严重的颈椎病或颈部肌肉硬化。

血稠

高脂血症可使血黏度增高，血稠导致血流缓慢，影响脑部供血，容易发生头晕、乏力等症状。

脑动脉硬化

脑动脉硬化使脑血管内径变小，脑内血流下降，产生脑供血、供氧不足，引起头晕。除了头晕，还伴有睡眠障碍、记忆力减退、耳鸣、情绪不稳、健忘、四肢发麻等症状。

血管抑制性头晕

常因情绪紧张、疼痛、恐惧、出血、天气闷热、疲劳、失眠等因素诱发头晕、眩晕、恶心、上腹部不适、面色苍白、出冷汗等。直立性低血压是指站立时出现头晕、眼花、腿软、眩晕甚至晕厥等，常伴有无汗、大小便障碍。

药物原因

经常使用抗癫痫药、抗抑郁药、镇静剂、降压药等药物，也可能会导致头晕。

药物中毒后可能产生头晕、眩晕、耳聋等症状。

慢性铅中毒多表现为神经衰弱综合征，以头晕、头痛、失眠、健忘、乏力、多梦为主要症状，又有体温降低、食欲减退等。

卡马西平、苯妥英钠等药物过量会引起小脑损伤，表现为站立不稳、姿势不协调。

如果经常使用抗抑郁、安眠镇静类等精神类药物，也会出现头晕、睡眠不足等症状。

耳部疾病

如耳内疾病影响到平衡，也会引起头晕。

疲劳过度

如果一段时间内经常头晕脑涨、头痛失眠、注意力不集中、记忆不好、容易疲劳，应考虑是否近段时间过于劳累、身体免疫力低、情绪紧张、压力过大、熬夜太多等原因。建议及时休养生息、调节生活作息，释放压力，缓解紧张的情绪。

鼻眼疾病

如有严重的屈光不正，用眼过度时头晕、头痛更明显；或在鼻部不适，如鼻窦炎等情况时头晕，要考虑是不是鼻眼部疾病引起的。

环境因素

突然处于严寒、酷暑环境下，血管容易痉挛或收缩，血液黏稠度增大，更容易诱发头晕，也很容易加重心脑血管疾病。

突然处于高原地区，海拔越高，气压越低，环境含氧量越低，也容易出现头晕症状。

长期接触汞、铅、砷等重金属，以及甲醛、二甲苯、苯乙烯、三氯甲烷等有机溶剂，可损害耳蜗、前庭器官和小脑，引起头晕。

吸烟酗酒

长期酗酒、吸烟者，容易发作头晕。烟草中的尼古丁在进入血液后会引起毒性反应，产生头晕。酒精及其在人体内代谢后的产物会扩张血管，加快血流速度，增高颅内压力，导致头晕、头痛。

❋ 眩晕——不可小觑的耳鼻喉疾病

前庭系统引起的眩晕，往往有旋转感、摇晃感、移动感等；非前庭系统引起的眩晕，多由全身性疾病引起，往往表现为头晕、头胀、头重脚轻、眼花等，有时觉得颅内在转动，但并无外界或自身旋转的感觉。

眩晕常见的疾病症状如下：

⚪ 耳鼻咽喉科疾病（前庭性眩晕）

①前庭末梢性眩晕

前庭末梢性眩晕又称为前庭周围性眩晕，常见疾病为外耳道异物阻塞、晕动病、中耳炎所致迷路炎、良性发作性位置性眩晕、梅尼埃病等。不伴其他颅神经和脑实质受损的症状和体征。

有耳蜗症状的眩晕，伴随听力改变、耳鸣，诊断需要考虑的疾病包括梅尼埃病、迟发性膜迷路积水、突发性聋、外淋巴瘘、急慢性中耳炎、胆脂瘤骨迷路破坏、耳毒性药物中毒、内耳供血不足、耳硬化症、大前庭导水管综合征、颞骨骨折等。

无耳蜗症状的眩晕，疾病包括前庭神经炎、前庭神经供血不足、良性阵发性位置性眩晕。

梅尼埃病

以发作性眩晕伴耳鸣、听力减退及眼球震颤为主要特点，严重时可伴有恶心、呕吐、面色苍白和出汗，发作多短暂，很少超过2周，有复发性。最为常见，达70%左右。以反复发作的眩晕为特点，伴耳鸣、眼球震颤，病程长了造成听力下降。发作时病人不敢睁眼，睁眼则周围影物转动，闭眼感觉自身在转动，并出现恶心呕吐、面色苍白、出汗，有的病人还有头痛、脉快、血压低等表现。眩晕可持续数小时到数日，逐渐减轻。

迷路炎

多由于中耳炎并发，症状同梅尼埃病，检查发现鼓膜穿孔，可帮助诊断。

内耳药物中毒

常由链霉素、庆大霉素及其同类药物中毒性损害所致。多为渐进性眩晕，伴耳鸣、听力减退，常先有口周及四肢发麻等。

晕动病

晕船、晕车等都属于晕动病，常伴恶心、呕吐、面色苍白、出冷汗等症状。

前庭神经元炎

多在发热或上呼吸道感染后突然出现眩晕，伴恶心呕吐，一般无耳鸣及听力减退。持续时间较长，可达6周，痊愈后很少复发。

位置性眩晕

患者头部处在一定位置时出现眩晕和眼球震颤，多数不伴耳鸣及听力减退。可见于迷路和中枢病变。

②前庭中枢性眩晕

前庭中枢性眩晕包括血管性和非血管性疾病。

血管性疾病包括短暂性脑缺血发作、脑梗死或脑出血等脑血管、脑干病变疾病。一般无听力障碍，眼球震颤持续时间长，常伴有脑实质受损的症状。

非血管性疾病包括脑干和小脑肿瘤、脑干和小脑炎症、脑干和小脑脱髓鞘疾病，以及癫痫等。以肿瘤、炎症和创伤较多见，可伴患侧的耳鸣、耳聋，症状持续时间长。

颅内血管性疾病

多有眩晕、头痛、耳鸣等症状，高血压脑病可有恶心呕吐，重者抽搐或昏迷。小脑或脑干出血常以眩晕、头痛、呕吐起病，重者很快昏迷。

颅内占位性病变

听神经瘤、小脑肿瘤除有眩晕外，常有进行性耳鸣和听力下降，还有头痛、复视、吐音不清等。

主要有肢体疼痛、感觉异常及无力症状，可有眩晕、视力障碍及相关的神经系统症状和体征。延髓空洞症是进行性变性疾病，可出现软腭瘫痪、吞咽困难、发音障碍等表现，部分患者伴有眩晕。

颅内感染性疾病

除眩晕等神经系统临床表现外，还有感染症状。

癫痫

有些患者出现眩晕性发作，多见于颞叶癫痫和前庭癫痫。

○ 非前庭性眩晕

▶ 眼部疾病：因眼肌病、青光眼、严重屈光不正、各种先天性眼病导致视力障碍、眼外肌麻痹，进而引起眩晕症状。眩晕持续时间短，闭眼后缓解或消失。

▶ 本体感觉系统疾病：脊髓结核、慢性酒精中毒或周围感觉神经病变。一般有头晕、听力下降、耳鸣、眼球震颤、恶心等症状。

▶ 颈源性眩晕：椎动脉受颈椎压迫，颈部交感神经受刺激引起椎动脉痉挛等引起眩晕。一般有头晕、肢体麻木、颈部僵硬不适或疼痛等症状。如果长时间低头，把头转得很快，头晕会加重。

▶ 全身系统疾病：

心血管、脑血管、血液、内分泌及消化系统疾病均可引起眩晕。

心血管疾病：出现血压、心率、心律变化的同时伴有眩晕。

血液病：眩晕是症状之一，还有贫血、出血等其他的一些表现。

中毒性疾病：眩晕只是一个伴随症状。

眼源性眩晕：表现为视力减退、屈光不正、眼肌麻痹等，眩晕是症状之一。

神经精神性眩晕：可出现头晕、头痛、失眠多梦、胸闷、心悸、气短、食欲缺乏、乏力、情绪低落、自卑等临床表现。

▶ 急性发作的头晕：在数秒或数分钟突然发作的头晕，一般持续时间较短，数秒或数十秒。常见的有良性阵发性位置性眩晕、前庭阵发症、变压性眩晕、颈源性眩晕、癫痫性眩晕和晕厥前眩晕等。持续数分钟常见于短暂性脑缺血发作、偏头痛性眩晕、前庭阵发症、癫痫性眩晕等疾病；持续数小时至数天的疾病，常见于脑卒中、前庭神经元炎、前庭性偏头痛等。发作和持续性存在的头晕，多见于双侧前庭功能低下和精神疾病患者。

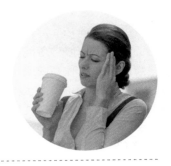

▶ 慢性发作的头晕：多见于贫血、精神疾病患者。

头晕发生的时间和频率不同，其原因可能不同：

▶ 清晨起床时发生的头晕、头昏，多因夜间睡眠差，休息不充分；颈椎性头晕、位置性眩晕、直立性低血压患者在清晨起床时发作头晕也很常见。

▶ 用胰岛素控制血糖的糖尿病患者在夜间容易出现头晕，常伴有心慌、出冷汗，多为低血糖发作。一些心脑血管疾病，如心肌梗死、脑梗死、脑出血等，也多在夜间出现，但心肌梗死常伴有明显的胸闷、胸痛，患者也多有高血压、糖尿病等基础疾病；脑梗死、脑出血常伴有肢体活动障碍、说话不清楚，甚至意识不清等症状。

▶ 单次发作的严重眩晕，应考虑感染性疾病引发的神经系统疾病，如前庭神经元炎。

▶ 反复发作的头晕见于多种疾病，如良性阵发性位置性眩晕、短暂性脑缺血发作、前庭性偏头痛、颈源性眩晕、梅尼埃病等疾病。反复发作的头晕且伴有其他神经系统症状，应考虑脑血管疾病；因体位发生改变而反复发作的头晕，应考虑良性阵发性位置性眩晕。

▶ 年龄越大，很多疾病引发的头晕出现得会越频繁，因为老年人更有可能患有引起头晕的疾病。曾经出现过头晕的患者再次出现的可能性也更大。如经常感到头晕，应自我重视，首先要排除是否与休息不当、精神紧张或是否与近期服用的药物有关。经常头晕已经是身体内部出现问题的一个信号，应该及时就医，寻求正规诊治。

4 [健康支招]

❋ 治疗要点

头晕、眩晕的治疗要点	
主要症状：自身身体不平衡，好像要摔倒，或感到外周环境或自身在旋转，或伴有头昏、头胀、头重脚轻、脑内摇晃、恶心呕吐、视物障碍、听力下降、耳鸣等征兆	
精神压力过大、紧张、过度劳累、宿醉等引起的头晕	及时休息，不宜熬夜，保证睡眠
感冒、发热引起的头晕	及时休息，多半会自行痊愈，服用感冒药，严重者及时就医。发热患者可口服退热药，同时注意补液，注意保暖。头晕严重者要及时就医
焦虑、抑郁等精神因素诱发的头晕	及时调整精神状态。长期精神不佳者要及时就医，在医生指导下，必要时可加用抗焦虑、抗抑郁的药物治疗
坐车、飞机、船等交通工具引起的头晕	坐交通工具前服用预防晕车的药
急性发作的眩晕	及时就医，并遵医嘱，找出原因对症治疗
良性阵发性位置性眩晕	及时就医，并遵医嘱，找出原因对症治疗
前庭神经炎头晕	大多可以自行好转，及时就医，根据医生建议检查治疗
梅尼埃病	及时就医，诊断明确，在医师的指导下进行治疗
感染性疾病引起的头晕	及时就医，在明确诊断和感染病原后，针对性地应用抗菌治疗

颈源性眩晕	及时就医，平日可纠正不良的头颈部姿势，在医生指导下进行理疗按摩，或其他治疗方式
贫血引起的头晕	及时就医，在医生指导下明确病因，针对病因治疗。日常饮食调理
血压、血糖不稳定引起的头晕	及时就医，在医生指导下适当使用降压药物，或使用多巴胺升压或大量补液扩容治疗。高血糖时，可皮下注射胰岛素治疗；低血糖时，可口服或静脉注射葡萄糖水。日常注意检测血压、血糖

✳ 这些征兆需警惕

　　头晕症状在日常生活中非常多，很多人并不是十分重视，但对于一些已经确诊有高血压、糖尿病、高脂血症、冠心病等中高龄患者，突然出现或反复发作头晕、眩晕，一定要加以重视。如果出现了以下征兆，需立即就医。

- 毫无原因地发生持续性的头晕症状；

- 伴有强烈的头痛；

- 伴随耳鸣或忽然丧失听力；

- 伴有走路不稳、四肢活动不利；

- 一侧或双侧视物模糊、视力减退、视力丧失，或视觉影像重叠；

- 双眼向同一侧斜视；

- 说话时口齿不清或者不能理解别人说的话，或者意识丧失；

- 一侧肢体麻木或无力；

- 一侧面部麻木或口角㖞斜、伸舌偏斜；

- 伴有剧烈呕吐；

- 伴有心悸、胸闷、胸痛、呼吸困难等症状。

✻ 相关科室就诊指南

由于头晕涉及很多科室和疾病，那么发生头晕应该去什么科室就诊呢？以下介绍一些常见症状的科室就诊指南。

1 有明显头部外伤的头晕患者，建议就诊神经外科。

2 发作性持续眩晕，伴有耳鸣、耳胀、听力障碍，睁眼有旋转感，没有其他神经系统症状，多为耳部疾病，建议就诊于耳鼻喉科（五官科）。

3 头晕，伴有心悸、胸闷、气短等不适，如果又有心脏病史，建议就诊于心内科。

4 头晕，伴有肢体偏瘫、面瘫、言语障碍、复视等神经系统症状的患者，可能考虑脑卒中。一些年纪偏大或合并精神疾病的眩晕患者，往往考虑脑部相关疾病，以及中枢性头晕、急性眩晕患者，建议就诊神经内科。

5 有低血糖病史的头晕患者，情况严重可以去看急诊。如需进一步检查，可就诊于内分泌科。

6 头晕，伴有面色苍白、营养不良，或经期月经量多的女性，考虑贫血的可能性大，建议就诊血液科。

7 常头晕，又伴有颈部肌肉僵直、头部活动加重、手脚麻木，考虑可能是颈椎病，建议就诊脊柱外科或骨外科。

8 如果头晕发作前遭遇了重大事件，或长期处于精神紧张状态，有抑郁、焦虑病史，考虑为精神、心理疾病引起的头晕，建议先就诊精神科。

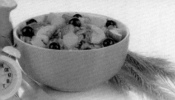

日常护理小妙招

当出现头晕、眩晕症状时，除了就医治疗外，还应该注重自身的调理。经常出现眩晕的患者应做好自我防护，避免眩晕出现造成的伤害。

1 / 饮食调养

以营养、新鲜、清淡为原则，多吃瘦肉、蛋类、新鲜的蔬菜水果，少吃肥肉、油炸、辣椒等肥甘辛辣食物。

少吃公鸡、猪头、羊头等发物，可能会生痰助火，加重眩晕。适当多吃冬瓜、萝卜、海蜇、荸荠、小豆等化痰利水的食物，可以辅助治疗眩晕。

对于耳部疾病引起的眩晕症患者，要减少盐分摄入，避免咖啡因制品、烟草和酒精类制品的摄入。低钠饮食和控制水分摄入，可以阻止血管升压素的释放，减轻内耳迷路和前庭神经核的水肿，有助于维持内耳稳态，可以有效缓解眩晕或者减少发作概率。

如果眩晕是由贫血、白细胞减少或者慢性消耗性疾病引起的，应该注重平时的营养调理，均衡补充营养。

2 / 精神调养

过度的恐惧、紧张、恼怒、焦虑、忧郁等不良情绪可以诱发眩晕。应该稳定情绪，常做深呼吸、瑜伽等放松身心的运动，保持心情舒畅。

3 / 作息规律，适当锻炼

过度疲劳、睡眠不足都是头晕的诱发因素，尤其是椎基底动脉供血不足等引起的急性眩晕发作期，更应该卧床休息。建议规律作息，避免过度劳累，忌熬夜，适度运动，减少不良情绪，确保睡眠充足。

根据自身身体情况，进行适当的体育锻炼，糖尿病患者进食后慢走半小时利于降低餐后血糖。

很多职场青年出现头晕多与不良的生活作息习惯有关，通过多休息、减轻工作压力可以缓解。

4 保持室内安静、灯光柔和

在急性眩晕发作期，尽量保持室内安静、避免强光刺激。声音和光线刺激会加重眩晕。

5 减少头颈转动

颈源性眩晕、内耳引起眩晕的患者，发作期尽量避免头颈大幅转动。

头位的改变能影响前庭系统的功能，颈椎病患者在颈部转动或者俯仰时会压迫到椎动脉，影响脑部血液循环，导致脑供血不足，这两种情况均会诱发眩晕。

要改善颈椎性头晕，主要在于纠正不良的工作学习体位、睡眠姿势，使用枕头的高度要适中。

6 检查所服用的药物

许多中成药和处方药都有产生头晕的不良反应，如果有药物头晕病史的患者，拿药时最好提前告知医生。

7 / 注意过敏

有的人头晕可能是因花粉、宠物毛发等过敏物对身体的刺激所致，也可能是吃了某种食物后会头晕，有此类情况的头晕患者要及时观察、避免过敏性接触。

8 / 服用晕车药

有晕动症的人在坐车、船、飞机等交通工具前，提前服用预防晕车的药，可以减少内耳对摇动的敏感度，预防头晕。

9 / 减少掏耳

日常生活中，应尽量减少掏耳动作，取耳屎时动作要轻柔，最好选用有照明的掏耳工具，避免在掏耳时损伤外耳道，引起感染。洗澡时避免耳朵进水，减少耳部感染的发生。

10 / 做好自我防护

患者若经常突发眩晕，应做好自我防护，避免突然晕倒造成的严重伤害。发生头晕时，要注意防跌倒，避免突然移动，可借助外力保持稳定平衡。头晕时，切勿自行驾车或操作有危险性的机械，避免意外事故的发生，必要时应遵医嘱卧床休息。感到头晕时，可以立即坐下或躺下，还可以闭着眼睛躺在黑暗的房间里，这些对缓解头晕有所帮助。

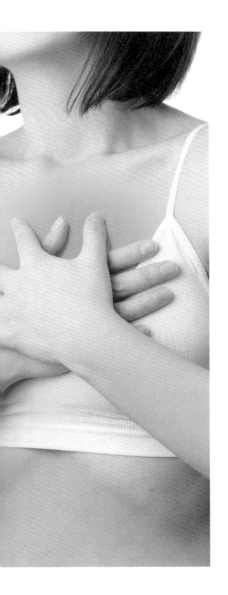

胸痛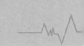

1 [疾病简介]

胸痛是指发生在颈部以下、肋骨下缘以上的疼痛。疼痛性质可呈多种，是临床上常见症状之一。有的胸痛预示着严重疾病，如心肌梗死，可危及生命。

❋ 常见胸痛的分类

胸痛根据疼痛程度可分为剧烈、轻微和隐痛；根据疼痛部位，以胸骨为界，可以分为右胸痛、左胸痛和正中胸痛。

右胸痛：右侧胸部有疼痛感。可能预示着右侧的肺癌、肺栓塞等肺脏疾病，或胸膜炎、气胸等胸膜疾病。

左胸痛：左侧胸部有疼痛感。可能为心绞痛、心肌梗死，或是左侧的肺癌等肺脏疾病，或胸膜炎、气胸等胸膜疾病。

正中胸痛：胸痛发生在胸骨正中线及附近区域。可能为心绞痛、心肌梗死、食管炎、主动脉夹层等。

若是肋间神经炎、带状疱疹等疾病引起的胸痛，则不分部位。

❋ 常见的胸痛症状

胸痛的疼痛症状也不一样。比如：

- 胸肌痛主要是酸痛；
- 胸骨痛主要是酸痛或锥痛；
- 肋间神经痛呈阵发性的灼痛或刺痛；
- 食管炎、膈疝主要是灼痛或灼热感；
- 心绞痛主要是压榨样痛，可伴有窒息感；
- 原发性肺癌主要是胸部闷痛；
- 女性经前胸痛主要是轻度的胀痛，月经后可自行消失。

中高龄人群，尤其老年人、糖尿病患者，对疼痛的敏感度低，可能胸痛症状不明显，但可能罹患心肌梗死等危及生命的疾病，因此要对胸痛引起重视。

② [致病原因]

中高龄人群发生胸痛的概率也很高，多与心肺疾病有关。很多人觉得胸痛就是冠心病，其实也未必，胸痛原因颇多，需要具体情况具体分析。

胸部属于很复杂的部位，分布着不同的器官和神经，这些器官及神经都有可能引发类似心脏病发作的症状，看起来就像心脏病似的。比如外伤、炎症、肿瘤，一些组织损伤刺激到肋间神经、膈神经、脊神经后根等分布在食管、支气管、肺脏、胸膜、心脏及主动脉的神经末梢，均可引起胸痛。

❋ 急性发作的胸痛

有时候走着走着，可能在数秒或数分钟内就会突然觉得胸痛，常见疾病有心血管疾病、肺栓塞、气胸、骨折等。

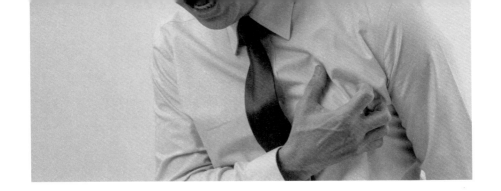

※ 慢性发作的胸痛

这种胸痛常持续数周，甚至数年之久，一般考虑食管炎、胸膜炎等慢性病，也可能是精神焦虑所致。

※ 活动时出现的胸痛

这种胸痛多发生在过度体力活动、运动，或情绪激动时，考虑可能为心绞痛、心肌梗死等心脏部位疾病。

※ 咳嗽时出现的胸痛

咳嗽时常出现胸痛，可能跟肺部、肺膜、胸膜等部位疾病相关，比如肺炎、肺结核、胸膜炎、气胸、肋骨骨折等。

※ 血液凝块或栓塞出现的胸痛

如果身体某个部位形成的血凝块进入肺部后，造成肺部血液循环中断，引起栓塞，胸膜会受到刺激，引起疼痛。呼吸时疼痛加剧，还伴有咯血、休克症状，可能危及生命。比如腿部静脉炎、静脉曲张、长期卧床、肿瘤手术后等，血液处于高凝状态的病人在久坐、卧床后，下地或站立时突然出现胸痛，要考虑肺栓塞的可能。

※ 中医讲胸痛

以胸部疼痛为痛苦的一种自觉症状，为内科心、肺、肝系疾病的常见症状。基本病因是病邪壅阻心胸血脉，气血不通而疼痛，一般为实证。病邪有寒、热、痰、瘀，或本虚标实证。

- 胸痛憋闷，有压榨感，多为气滞、痰阻；
- 胸痛如刺，夜间为甚，多为血瘀阻滞；
- 胸痛连脘腹，手不可触者，寒热结胸；
- 胸痛连胁，病在肝胆；
- 胸痛连左手尺侧者，为胸痹心痛；
- 胸痛引肩背，发热呕恶者，为肝胆湿热；
- 胸痛连肩背，脉沉紧者，为寒凝心胸；
- 胸痛伴发热咳嗽，咳则痛甚，为肺热络伤；
- 胸痛伴咳吐脓血痰，为肺痈；
- 胸部隐痛，咳嗽无力，多为肺气虚弱，余邪未尽的肺热病后期，也可见于肺痨；
- 胸痛伴心悸，病在心；
- 心胸卒然大痛，持续不解，面青肢冷，脉微细者，为心脉闭阻不通，危证。

3 [疾病信号]

❊ 从肺部引起的胸痛

很多时候，胸部疼痛也可能是因为肺部病变而引起。有致命危险的胸痛包括张力性气胸、急性肺栓塞等。

○ 胸膜炎

肺脏、胸膜受到刺激或感染发炎，就会变成胸膜炎。患者呼吸时可能会感到剧烈的胸部疼痛，通常伴有发热、咳嗽的症状，咳嗽时会加重疼痛。病毒性胸膜炎通常持续几天后会自然痊愈。

○ **肺部感染**

病原菌感染肺部之后会形成炎性水肿，对神经、胸膜等产生刺激就有可能会导致胸痛，伴有咳痰、发热等其他症状。

○ **气胸**

突然出现的胸痛，呈针刺样或者刀割样，持续时间短暂，然后出现胸闷和呼吸困难等。

引起气胸的原因包括：肺泡破裂，肺组织和脏层胸膜破裂，气体进入胸腔内，会使胸腔压力增大，常伴随剧烈疼痛感；胸部局部牵拉受伤，如果呼吸时肺活量增加，牵拉的部位会引起疼痛感。咳嗽、打喷嚏、活动时会使疼痛加重，有撕裂状疼痛感。肺炎、胸膜炎等都可能会引起气胸，伴随炎性感染，呼吸时也有胸痛感。

○ **肺炎**

胸部一侧或双侧烧灼样疼痛，伴有咳嗽、咳痰，体温升高，呼吸时疼痛加剧。

○ **肺癌**

胸痛常为首发症状，胸部往往出现不规则的隐痛或钝痛。初期是尖锐而断续的胸膜性疼痛，继续发展则变为恒定的钻痛。胸部钝痛可能为恶性胸腔积液，肩部或胸背部持续性疼痛提示肺叶内侧近纵隔部位有肿瘤外侵的可能。

� 从心脏引起的胸痛

老年人一旦出现胸痛，冠心病等心脏疾病是必须首先考虑的。有致命危险的胸痛包括急性心肌梗死、主动脉夹层破裂、急性大面积肺栓塞等。这种胸痛通常较为剧烈，难以忍受，持续不能缓解。心肌梗死或心绞痛的疼痛通常表现为胸部压榨感，可描述为"胸口像压了块大石头"，可能有濒死感。

1

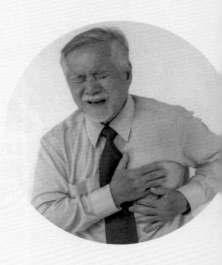

○ 心肌梗死

典型疼痛是属于压迫性的，疼痛主要在胸部正中央的胸骨后，可能放射到一侧肩部或贯穿到背部、手部等部位，可能伴有脸色苍白、虚弱、呼吸短促、冒冷汗、咳嗽、心悸、眩晕、头昏眼花等。采取坐姿时，症状会舒缓一些。

2

○ 心绞痛

疼痛是压迫感或紧勒感，通常从胸腔正中部开始，逐渐扩及左肩、左臂、左手、左脚，发作持续时间短，胸口还有压迫感，严重的可能伴有虚弱、冒汗或其他症状发生。如果在体力劳动、情绪激动、寒冷刺激、饱餐后突然出现胸骨后疼痛，经休息或舌下含服硝酸甘油片有所缓解，应怀疑为心绞痛。

心绞痛复发频率高，尤其是在休息或晚间发作时，必须及时就医，可能是心肌梗死的前兆。但心绞痛并不一定就表示动脉阻塞了，也可能是因为动脉发生暂时性的痉挛所导致的。如果是这种情况，也必须接受治疗，因为痉挛现象持续拖延下去会导致心肌梗死的发生。

3
心包炎

当心包受到病毒感染时，就会造成心包炎。心前区持续性或间歇性地疼痛剧烈，每次呼吸、举臂、咳嗽、躺下休息时都会更痛，和心肌梗死发作的症状极为相似，唯一不同的是在深呼吸时疼痛会加剧。一般的病毒性心包炎是良性的，休息后并服用阿司匹林可治愈。

4
冠心病

一般指冠状动脉粥样硬化性心脏病。通常情况下，胸痛的症状可能是心前区出现压榨性疼痛、撕裂样疼痛等，多为阵发性疼痛，一般持续时间为3~5分钟。

常由运动诱发，疼痛部位可转移，可能伴有胃部不适、咽部紧缩感、双颊疼痛、牙疼等。应停止活动，及时休息，舌下含服硝酸甘油片可缓解。建议明确病因后遵医嘱服药。

❋ 其他情况引起的胸痛

1
肋间神经痛

感觉胸部肋间疼痛，局部有压痛，多见于肋间神经痛。

2
肋软骨炎、胸膜炎

肋骨和胸骨连接处有疼痛，沿着肋骨斜行向下条带状且为单侧，是带状疱疹的疼痛区，吸气时尖锐的刺痛会加剧。

3

○ **主动脉夹层**

　　主动脉夹层指主动脉的内膜层和中膜层之间形成的血肿，通常是由于主动脉壁的撕裂或剥离导致的紧急情况。

　　胸痛通常位于胸骨后，有时也可放射至背部、颈部、腹部或下肢。疼痛是剧烈、撕裂或劈开，类似于刀割或撕裂的感觉，可以持续数小时或数天，甚至可能达到无法忍受的程度。可能伴有呼吸困难、心悸、出汗、恶心、呕吐、头晕、昏厥等。

　　这种胸痛通常突然发生，可能在运动、剧烈用力、情绪激动或突然改变体位后出现疼痛。应立即就医，如不及时处理，可能会导致主动脉破裂或其他并发症，威胁生命。

4

○ **食管炎**

　　一般为烧灼样痛，肋间神经痛呈阵发性刺痛。多由胃酸反流到食管导致化学腐蚀引起的无菌性炎症。因为食管黏膜受损，在进食的时候，食物对食管黏膜的刺激会导致胸痛，或者是胃内容物反流，比如胃酸、胃蛋白酶反流到食管刺激食管黏膜，导致出现胸痛的症状。

5

○ **精神焦虑**

　　胸部的肌肉紧绷，伴随心跳不规律，可能有换气过度、透不过气来的症状，甚至还会有嘴唇和四肢末端刺痛、麻木感。这种由于压力太大情绪紧张所引起的胸痛，在多数情况下，深呼吸、放松心情可以帮助缓解疼痛。

6

○ **带状疱疹**

　　带状疱疹是由水痘-带状疱疹病毒引起的急性感染性皮肤病。一般是从后背到前胸的疼痛，带状疱疹长在胸部会引起胸痛，长在别处就会引起别处疼痛，比如腹痛、上肢痛、眼面部的疼痛等。属于神经痛，位置较为固定，有针刺样、刀割样、火烧火燎样的疼痛感觉。

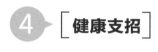

4 [健康支招]

※ 治疗要点

胸痛的治疗要点	
主要症状：指发生在颈部以下、肋骨下缘以上的疼痛	
精神压力过大、紧张、过度劳累等引起的胸痛	及时休息，不宜熬夜，保证睡眠
冠心病、高血压、糖尿病引起的胸痛	积极控制血压、血糖，戒烟戒酒，避免情绪波动和过度劳累。按医嘱服用药物，家中常备硝酸甘油，胸痛时可舌下含服1片后及时到医院就诊，但不要过量
胃食管反流引起的胸痛	应注意少食多餐，进食后不要马上平躺或睡觉，睡前不要饱食
女性月经来潮前的胸部胀痛	建议穿着宽松无钢圈的内衣，适当局部热敷可以帮助缓解
血液凝块或栓塞出现的胸痛	对于长期卧床的患者，要定时改变体位、活动下肢，预防深静脉血栓形成，防止肺栓塞
心肌梗死引起的胸痛	及时就医，在医生的指导下进行治疗
主动脉夹层引起的胸痛	及时就医，需尽快使血压降至正常合理范围，在医生的指导下选择手术治疗
肺部感染引起的胸痛	及时就医，诊断明确，在医生的指导下进行抗生素治疗
带状疱疹引起的胸痛	及时就医，在医生的指导下进行镇痛药物治疗
肋软骨炎引起的胸痛	通常是自愈性疾病，休息后能自行缓解。如果疼痛明显，及时就医，在医生的指导下进行镇痛治疗

✳ 这些征兆需警惕

- 持续性的疼痛刺激；

- 吸气时尖锐的刺痛加剧；

- 疼痛从胸部向外扩展到肩膀、手臂或肘部等处；

- 伴随眩晕、昏倒、冒汗、反胃或呼吸困难；

- 伴有咯血，可能是肺结核、肺栓塞、支气管肺癌；

- 因咳嗽加重，可能是胸膜炎或心包炎；

- 伴有胸闷，考虑冠心病、心绞痛、心肌梗死、肺炎、肺脓肿、胸膜炎、胸腔积液等疾病；

- 伴有泛酸、胸骨里面烧灼感，直立或坐起后可有所缓解，则需考虑与胃食管反流有关；

- 空腹出现胸痛，进食后好转，可能由十二指肠溃疡引起；进食后出现胸痛，可能由胃溃疡引起；

- 清晨出现的胸痛，要警惕心绞痛、心肌梗死的可能，也可能与晨醒后血压波动有关；

- 偶尔出现的胸痛不可轻视，要考虑是不是心绞痛，尤其是发生在劳累后、情绪波动后的胸痛，伴有大汗、冷汗、呼吸困难、晕厥等症状。

　　需要注意的是，如果突然出现胸痛，但疼痛的程度比较轻，出现隐痛、钝痛，发生的时间不固定，持续的时间长短不一，即使有所缓解，建议及时就医明确诊断。如果胸痛的程度剧烈，突然出现压榨样痛、撕裂痛等，休息不缓解，需要立即去急诊就诊。

日常护理小妙招

胸痛除了药物等治疗方式，日常防护也是重中之重，这样才能预防或减少发病，尤其是有心血管疾病的中高龄人群。

1 家里常备硝酸甘油

对于明确有心绞痛、冠心病等心脏疾病的中高龄人群，家里要常备硝酸甘油片。胸痛发作时将硝酸甘油片放在舌下含服，几分钟内就能发挥药效，让血管扩张，缓解疼痛。

2 服用阿司匹林

阿司匹林对受伤引起的疼痛和心包膜发炎有一定疗效，有助于止痛。

3 胸痛发作急救指南

胸痛发生时不要惊慌，先安静休息，看是否有缓和。如果是严重胸痛，并伴随其他症状，立即就医或拨打120送往医院急诊。

4 常备吸氧设备

有的老年常年患病者很容易胸痛，尤其是伴有呼吸困难者，家中可以准备一台吸氧设备，随时可以吸氧。

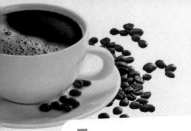

5 / 深呼吸

轻微的胸痛没有必要惊慌失措，可以坐下或躺下休息，做深呼吸，放松精神和压力，实时观察。心绞痛患者应避免情绪的过大波动。

6 / 垫高身体

有些胸痛是在平躺时出现的，如心包膜炎，可以用枕头垫高身体，缓解不舒服的症状。

7 / 少做引发胸痛的运动

像跑步等需要大量氧气的剧烈运动会诱发心绞痛、心肌缺血的发作，所以患有心脏疾病的老年人最好进行比较轻松的活动如散步、健身操等，避免剧烈运动和体力劳动，有助于预防心绞痛发生。

8 / 戒烟戒酒

抽烟会紧缩血管，使心脏的负荷加重；喝太多含酒精的饮料也会引发许多心脏不适的症状。尤其是有冠心病的中高龄人群，应做到戒烟、戒酒，规律作息。

9 少喝咖啡

像可乐和含有咖啡因的饮料，或其他刺激性的食物，都要适量地节制食用。

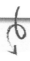

10 饮食清淡

反流性食管炎引起的胸痛，注意饮食清淡，少吃番薯、芋头、糯米等含淀粉高的食物，少食用刺激性、酸性食物。进餐后不要马上躺下，避免反流；睡前避免摄入过多流质食物，以防平卧后引起泛酸，从而产生胸痛症状。

冠心病引起的胸痛，应饮食清淡，避免暴饮暴食，保证纤维素的摄入，保证大便通畅。

高血压引起的胸痛，要限制油、盐、糖的摄入，尽量不吃油炸、烧烤类食物，否则容易控制不好血压，有引发主动脉夹层的风险。

11 经常测血压

对于高血压的中高龄人群，可常备测血压的设备，经常性地监测血压，避免血压波动过大。平稳的血压有助于预防动脉粥样硬化、主动脉夹层，如果血压波动明显，应尽快就医。

腹痛

1 [疾病简介]

腹痛泛指从肋骨以下到腹股沟以上部分的疼痛，也是临床上常见的症状。

腹痛有很多分类。按腹痛部位，可分为左上腹痛、左下腹痛、右上腹痛、右下腹痛、右侧腹痛、左侧腹痛、脐周痛及弥漫性腹痛等。

按发病程度，可分为急性腹痛和慢性腹痛。

根据人群不同，又分为女性腹痛、男性腹痛、老年腹痛、儿童腹痛。

一般而言，腹痛的疼痛程度也各不相同。胃肠道穿孔、急性胰腺炎、胆绞痛、肾绞痛等疼痛多剧烈，多刀割样痛、绞痛；而溃疡病、肠系膜淋巴结炎等疼痛就比较轻缓，多酸痛、胀痛。老年人的疼痛感觉迟钝，如急性阑尾炎，甚至直到穿孔时才感腹痛。

2 [致病原因]

腹痛的病因也是多种多样的，可能由腹部脏器疾病引起，也可由腹腔以外脏器，以及神经、心理疾病和全身疾病引起，还有可能是中毒、环境等因素引起。包括炎症、肿瘤、出血、梗阻、穿孔、创伤及功能障碍等均可引起腹痛。

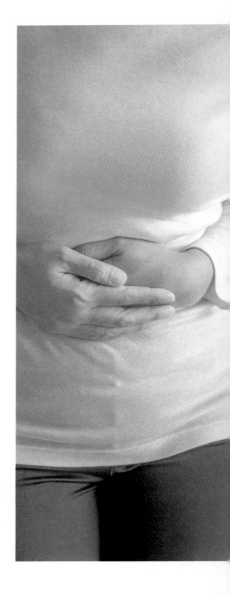

✳ 腹内腹痛

腹内腹痛指腹腔内的脏器出现疼痛，比如急性胃肠炎症，急性肝、胆、胰、肾盂炎症，腹膜与淋巴结炎，空腔脏器穿孔或破裂，梗阻性或扭转性病变，溃疡性、肿瘤病变，内脏血管病变或紊乱等疾病。

✳ 腹外腹痛

由胸膜炎、肋间神经痛、急性心肌梗死、急性心包炎、心力衰竭、食管病变等疾病所致。

✳ 全身性疾病

- 糖尿病酮症酸中毒、尿毒症等代谢性疾病。
- 铅中毒、导泻药中毒等中毒性疾病。
- 白血病、淋巴瘤等血液疾病。
- 甲状旁腺功能亢进或减退、慢性肾上腺皮质减退等内分泌疾病。
- 带状疱疹、神经根痛、癫痫等神经性疾病。
- 精神性疾病。

✳ 中医讲腹痛

腹痛主要指胃脘以下、耻骨毛际以上部位发生疼痛的病症。主要是由外感时邪、饮食不节、情志失调及素体阳虚等，导致腑气不降、脏气虚寒，气机瘀滞或经脉失养，不通则痛。

腹痛的病机主要包括外邪入侵、饮食所伤、情志失调、跌仆损伤，以及气血不足、阳气虚弱等原因，引起腹部脏腑气机不利，经脉气血阻滞，脏腑

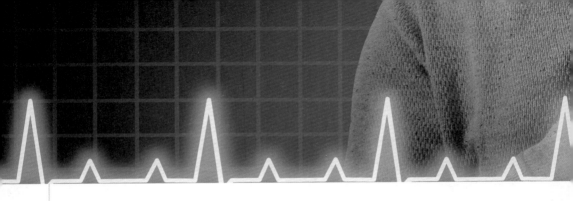

经络失养。

　　引起腹痛的病因不外寒、热、虚、实、气滞、血瘀等，但又不唯一，常常相因为病，或相兼为病，相互影响，病变复杂。比如：寒邪客久，郁而化热，可致热邪内结腹痛；气滞日久，可成血瘀腹痛等。

③ ［疾病信号］

　　腹部并不像骨骼或心脏一样是个单一的结构，它像一个大"容器"，里面分布着许多不同的组织及结构。因此，腹痛可能是各种各样疾病的征兆。

✳ 右上腹疼痛

　　分布在腹部右上方的器官是肝脏、胆囊、一部分的肠、胰腺以及右半边横膈膜。这些器官如果发生病变或损伤时，都会引起右上腹部的疼痛。

　　比如可能与急慢性胆囊炎、胆道蛔虫病、胆结石、肝脏破裂、慢性肝炎、右下大叶肺炎、右肺底胸膜炎等有关。

✳ 右下腹疼痛

　　右下腹腔里主要分布着盲肠、女性卵巢和输卵管，以及输尿管等组织。这里疼痛可能与急性阑尾炎、肠易激综合征、结肠炎、腹泻感染、带状疱疹、宫外孕、骨盆感染、卵巢囊肿等疾病有关。

　　如果女性经期腹部剧烈疼痛，则可能是子宫内膜组织异位造成的。

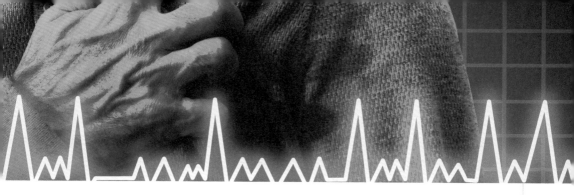

阑尾炎

如果疼痛时，可以用一根手指就指出疼痛的位置，感觉在肚脐附近，而且疼痛的症状持续达12小时之久，没有舒缓的迹象，很大可能是阑尾炎。

宫外孕

如果月经未至，然后突然感到左边或右边的下腹部疼痛，考虑是否患有宫外孕。输卵管破裂后，使妊娠产物（受精卵）流入腹腔，产生大量的出血及碎片残骸，会对腹腔造成刺激，引起腹部非常剧烈且扩散式的疼痛。

骨盆感染

这种疼痛缓慢，发作会持续几天、几周，甚至几个月之久，这很可能是骨盆受到感染所产生的疼痛现象。其他如卵巢囊肿、肿瘤也都会引发慢性而持久的疼痛。

※ 左下腹疼痛

除了阑尾炎之外，所有引起右下腹疼痛的病变也会造成左下腹部的疼痛。比如结肠痉挛或过敏性肠道综合征等，会出现腹部绞痛、腹泻、便秘、下腹部的胀气等征兆。过敏性肠道综合征与压力、情绪有关。

※ 上腹部疼痛

这个地方的疼痛通常提示有胃炎、胰腺炎、胃溃疡、心绞痛等可能。

其中，胃溃疡是由于胃壁受到腐蚀所引发的病症，疼痛多在空腹的时候，常半夜因痛惊醒。如果常常酗酒抽烟，饮用含咖啡因的饮料，或者长期服用阿司匹林或止痛药等，治愈会比较慢。

如果这个部位的疼痛持续时间长、无规律性，伴有腹饱胀不适、嗳气泛酸、呕吐等消化不良症状，考虑可能是萎缩性胃炎、慢性胃炎等疾病。

如果上腹部持续性烧灼痛，餐后疼痛加重，可能伴有胸骨后痛，或出现胃部不消化的感觉，同时晚间或半夜时可能出现胆汁性呕吐，可能是胆汁反流性胃炎。

※ 中腹部疼痛

可能与暴饮暴食、食物摄入过多、受凉等因素有关，一般无需治疗。

也可能与门静脉血栓、铅中毒、糖尿病酮症酸中毒、胃癌、肠癌、肝癌、胰腺癌、肠道寄生虫等疾病有关。

※ 下腹部疼痛

这个部位的疼痛多表示泌尿系统、膀胱、女性生殖器官、肠道发生某种病变。可能与急性盆腔炎、妇科炎症、肠梗阻、尿路结石、宫外孕等疾病有关。

女性的子宫内膜异位可能引起疼痛。正常的子宫内膜只生长在子宫内，如果出现在骨盆中各个不同部位或肠道内，就会引起剧烈疼痛，尤其是经期疼痛。

当腹部中央下半部疼痛的时候，若伴随发热及阴道分泌物异常，可能患有骨盆腔发炎。如果女性闭经后疼痛，可能是子宫腺肌病。

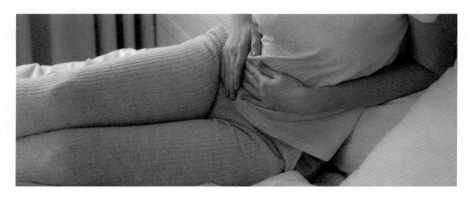

4 ▸ [健康支招]

❋ 治疗要点

腹痛的治疗要点	
主要症状：泛指从肋骨以下到腹股沟以上部分的疼痛。 备注：通常内科腹痛无需手术治疗，而外科腹痛则必须手术处理，例如急性肠穿孔	
左上腹疼痛	
胃溃疡	及时就医，注意饮食，在医生指导下进行药物治疗
胃癌	注意休息，在医生指导下进行治疗
胰腺炎	及时就医，在医生指导下进行治疗
胸膜炎	及时就医，在医生指导下进行药物治疗
肺炎	及时就医，在医生指导下进行抗生素等治疗
食管裂孔疝	及时就医，在医生指导下进行制酸剂等治疗
胃炎	注意饮食，在医生指导下进行药物治疗
右上腹疼痛	
肝炎	及时就医，在医生指导下进行治疗
胰腺癌	及时就医，注意休息，在医生指导下进行治疗。无法治愈
结肠炎	及时就医，在医生指导下进行药物或外科等治疗
带状疱疹	及时就医，在医生指导下进行药物治疗
肾脏的疾病	及时就医，在医生指导下进行药物治疗
胆囊病变	及时就医，在医生指导下进行药物等治疗
右下腹疼痛	
阑尾炎	及时就医，在医生指导下进行手术治疗

过敏性肠炎	及时就医，注意饮食，在医生指导下药物治疗
感染性腹泻	及时就医，注意饮食，在医生指导下抗生素治疗
肾结石	及时就医，在医生指导下进行外科手术、药物等治疗
宫外孕	及时就医，在医生指导下进行手术治疗
骨盆发炎性疾病	及时就医，在医生指导下抗生素治疗
卵巢囊肿及卵巢肿瘤	及时就医，在医生指导下手术治疗
子宫内膜异位	及时就医，在医生指导下药物治疗
左下腹疼痛：同右下腹疾病（阑尾炎除外）	
肠癌	及时就医，在医生指导下进行手术治疗
脊椎椎间盘病变	及时就医，在医生指导下进行物理保守或手术治疗
局部回肠炎	及时就医，在医生指导下进行药物或手术治疗

这些征兆需警惕

轻微腹痛一般无需特殊治疗，多半是消化不良等胃肠道小毛病所引起的。但有些严重腹痛需马上就医。

- 突然感到腹部从未有过的剧烈疼痛，立即就医治疗；
- 腹痛腰弯不下，直不起来，伴有呼吸急促，疼痛持续达半小时以上，立即就医；
- 伴有上腹饱胀不适、无规律性腹痛、嗳气、泛酸，需要警惕呕吐疼痛；
- 腹部持续性烧灼痛，餐后疼痛加重，立即就医治疗；
- 有便血或体重减轻的现象，立即就医治疗；
- 肚子痛和腹泻反复发作，立即就医治疗。

不好的饮食习惯或生活作息也可以导致腹痛，尤其有慢性胃炎、胃溃疡等胃肠道疾病的人，建议日常保持规律的饮食、生活习惯。

1 / 及时就医

有些人常年胃痛、胃酸，痛时就吃些止痛药，酸时就吃些止酸药，这样是不对的，还是要及时就医，找出病因。反复发作就可能会变成慢性萎缩性胃炎。

2 / 饮食规律

慢性胃炎、胃溃疡患者少吃辛辣刺激的食物，养成规律饮食的习惯，不吃霉变食品，戒烟戒酒，多吃新鲜食物。

不要暴饮暴食、大量进食油腻食物或大量饮酒，以免引起急性胰腺炎。

少食生冷食物，注意饮食卫生，以免引起急性胃肠炎。

因便秘引起的腹痛，日常生活中应该多吃富含膳食纤维的食物，如黄瓜、茄子、地瓜、玉米等。

3 / 作息规律

慢性胃溃疡、十二指肠溃疡患者应作息规律，减少精神压力，规律进食三餐，不饮或少饮浓茶或咖啡。

4 / 喝牛奶

牛奶的作用像制酸剂，进入胃可以中和胃酸，能缓解疼痛。胃溃疡发作时可以喝杯脱脂牛奶，但这种方法只对部分人管用，具体情况要因人而异。

5 / 腹痛急救指南

突发腹痛时，应首先休息。如果腹痛仍不缓解，立即查看心率、血压、脉搏、呼吸等生命体征是否正常。若出现面色苍白、大汗淋漓、呼吸急促、血压进行性下降，可能出现了急腹症导致的休克，应立即就医。

6 / 注意食物过敏原

如果患有肠激躁症，可能是对某些食物过敏引起的。要查出哪些是过敏原食物，比如牛奶、鸡蛋、小麦、玉米、大豆、花生、柑橘、可乐和巧克力等都是引起过敏反应的常见食物。

7 / 不要服用过多阿司匹林

过度使用阿司匹林，可能会腐蚀胃内壁而导致出血。如需常服，及时咨询医生有什么不会刺激胃部的替代药品。

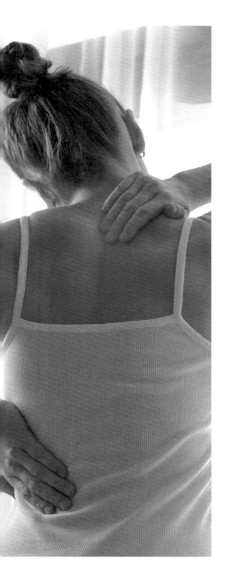

① [疾病简介]

背痛指背部出现持续性或间断性疼痛或僵硬感。背部是一个非常广泛的范围，具体又包括颈部、胸部、腰部、骶部等。

背痛是临床常见的症状之一，各年龄段人群，尤其成年人的发病率很高。长时间坐着或站着工作的人，经常会有后背紧张酸痛。

背痛的相关疾病多与脊柱有关，也是导致背痛最常见的原因，比如腰肌劳损、腰椎间盘突出症、脊椎肿瘤等。但心绞痛、胆囊炎、胰腺炎、泌尿系统结石，以及妇科、男科等疾病也会导致背痛。

急性背痛是指发病速度快、持续时间短的背部疼痛，一般由急性肌肉拉伤、主动脉夹层、不典型心绞痛、带状疱疹等疾病引起。

慢性背痛是指起病隐匿、持续3个月以上反复发作的背部疼痛，一般由腰背肌劳损、慢性肌筋膜炎、骨质疏松症、急性损伤的后遗症等疾病引起。

如陈旧性的椎体压缩性骨折继发脊柱后凸畸形，亦可导致慢性背痛或腰痛。另外，部分带状疱疹患者在疱疹消退以后，会持续数月之久的慢性神经痛。

2 ▸ [致病原因]

背痛的病因也很复杂，外伤、炎症、感染、肿瘤、重度骨质疏松、邻近器官的病变等都可以引起背部疼痛。

有的人背痛还因过度伸展或背部不慎扭曲所致，造成了一处或多处关节、韧带或椎间盘损伤；严重的背痛则可能是背部骨或椎间盘排列不良，压迫神经的结果。

✳ 非特异性背痛

非特异性背痛指无明显病因的背痛。可能是韧带扭伤、脊椎关节劳损或轻度错位引起周围肌肉痉挛导致的；肌肉强直和疼痛也可以引起背痛。

✳ 坐骨神经痛

由椎间盘突出压迫神经所致。疼痛呈放射性，从臀部沿大腿背侧向足踝部放射。咳嗽、打喷嚏或弯腰都会使疼痛加剧。

✳ 下背部疼痛

下背部疼痛指腰背部中间的疼痛，通常都有一个触痛点，严重的下背部疼痛者不能活动背部。一般因过度体力活动所致，常突然出现或夜间发生。

✳ 中医讲背痛

背痛指大椎穴以下、腰以上的部位因某种原因引起疼痛不适的症状，与背困、背沉等背部酸楚不适症状有轻重之别，可出现在多种疾病之中。

可引及肩、胸、心下、腰部，病机可能是外伤、寒湿侵袭、气血瘀滞、经络不通、肝肾亏虚等原因。

寒湿侵袭背痛

多为素体虚弱，寒湿凝滞，经络闭阻，气血运行不畅，不通则痛，故见颈项强痛、肩胛不舒，伴有后背发凉、怕冷、遇风寒加重等症状。

肝肾亏虚背痛

肝肾精血不足，腰背筋膜、肌肉失于滋养，会出现后背痛、腰膝酸软、头晕耳鸣等症状。

气血瘀滞背痛

多发于老年人或久病体弱者，气机瘀滞导致血行瘀阻，会出现后背痛、胸闷、气短等症状。

痰瘀痹阻背痛

痰浊、瘀血阻滞，导致气血运行不畅，不通则痛，会出现后背痛、胸闷、气短等症状。

3 ［疾病信号］

✳ 心血管病

如果发生在左背部疼痛，可能对应心脏疾病（以心绞痛、心肌梗死、急性主动脉夹层多见），左肩、左手臂内侧也可能会受到牵连。

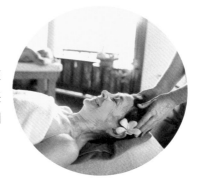

○ 心肌梗死

以胸前疼痛为典型症状，后背痛则是其主要的并发性神经痛，比劳累后出现的背痛程度更深。一般是活动后加重，休息后稍轻。

○ 急性主动脉夹层

大部分是从前胸传到后背，症状是短时间内（几秒内）出现的胸部、背部或者腹部撕裂样或刀割样的剧烈疼痛。

❋ 十二指肠、胰腺疾病

十二指肠溃疡、胰腺炎、胰腺癌等疾病通常表现为背心处疼痛。它们均邻近腹膜，其后有腹腔神经丛，腹腔神经丛产生痛感并放射到背部，尤其是背心部位。

急性胰腺炎通常的上腹部及后背部疼痛剧烈，不能仰卧，只能采取侧卧蜷曲或者坐立前倾体位。

❋ 脊柱疼痛

| 骨质疏松疼痛 | 往往是沿着脊柱向两侧扩散，仰卧或坐位时稍有减轻，伸懒腰或久站久坐时加剧。有些中老年人会因打喷嚏、咳嗽后出现骨折而引发背痛。 |

| 肌肉劳损疼痛 | 因寒冷、潮湿、慢性劳损等原因所导致的腰背部肌肉及筋膜组织水肿、渗出及纤维性变，均可导致腰背部肌肉疼痛，感觉酸痛，劳累后加重、休息后缓解，并不影响下肢活动。 |

| 强直性脊柱炎疼痛 | 出现慢性泛发性或持续性腰背痛，下背和腰部活动受限，棘突有压痛感，晨起后后背腰部僵硬，后仰时背腰部疼痛加重，活动后好转，久站或行走易疲劳。 |

| 腰椎间盘突出疼痛 | 由于突出部位刺激了神经而产生腰背部疼痛；椎间盘隆起突出还会引起坐骨神经痛，疼痛感为放射性，可能波及臀部、大腿后外侧、小腿外侧至足跟部或足背。 |

颈椎病 疼痛	出现颈背疼痛、上肢无力、手指发麻，头晕、恶心、视物模糊等。当颈椎发生退行性改变时，如果牵拉到C4~6脊神经后支，就会导致出现背痛。
肩周炎 疼痛	会引起肩关节疼痛，随着病情的发展，疼痛范围会不断加大，部分患者会出现后背疼痛。

❋ 内脏疾病

肾和输尿管疾病疼痛通常发生在下背部两侧。比如肾下垂、肾盂肾炎及腹膜后疾病发生脓肿、血肿等，均可引起腰背痛。

急慢性肾盂肾炎表现为腰部酸痛或钝痛，重者疼痛加剧，沿输尿管放射至会阴部。一侧腰背部疼痛并感到不适，且背痛伴有发热，可能是肾脏急性感染。

女性盆腔疾病、男性前列腺疾病等也可引起下腰痛。

肝胆疾病和心血管疾病也可引起背部疼痛。

❋ 呼吸系统疾病

胸膜粘连、肺癌与结核等呼吸系统疾病也可能引起肩背疼痛，但一般在后背、侧背或肩胛部。

❋ 外伤

受伤后除疼痛再没有其他症状，可能是受伤或劳损引起背痛。胸椎骨折、脱位和肋骨骨折，都可导致重度的急性背部疼痛。

胸椎病理性骨折：合并重度骨质疏松症的高龄人群，有可能在端一盆水、打个喷嚏时，脊柱就发生胸椎椎体的压缩性骨折。

🎇 骨质疏松症

长期卧床或坐轮椅后疼痛突然出现，尤其年逾60岁，有可能是脊柱骨质突然压缩，骨质变薄所致。

🎇 妊娠期

背痛是妊娠期最常见的症状之一。随着妊娠持续，背痛可能越来越严重，一般没什么大问题，及时休息。

🎇 软组织损伤

慢性
滑膜炎

长期居住在阴冷潮湿的环境可能诱发腰背部肌筋膜炎，或者加重背部酸疼等症状；而温暖干燥的环境可能会减轻背痛。

慢性
腰肌劳损

长期从事需要伏案的工作，开车，或采取不良劳动姿势，以及锻炼不足，都容易导致腰背肌劳损的发生，表现为慢性腰背部酸痛或胀痛。腰部一侧或两侧酸痛、沉重，病程缠绵，时轻时重，劳累后或单一姿势过久后疼痛加剧，休息时疼痛减轻。疼痛会随着天气、湿度的变化而加重或减轻。有的人还会有背痛的症状。

软组织
损伤

韧带、肌肉、筋膜的损伤，如健身、劳动、运动过程中过度用力可导致肌肉拉伤，出现背部疼痛。

4 [健康支招]

❉ 治疗要点

背痛的治疗要点	
主要症状：背部出现持续性或间断性疼痛或僵硬感	
关节炎	及时就医，在医生指导下进行抗炎药物、物理治疗，规律运动
受伤	及时就医，注意休息，在医生指导下进行治疗
椎间盘疾病	及时休息和就医，在医生指导下进行治疗
骨质疏松症	及时就医，在医生指导下进行补钙、雌激素补充治疗。注意运动
子宫异位	及时就医，在医生指导下进行治疗
肌肉痉挛	及时休息、运动和物理治疗

❉ 这些征兆需警惕

- 有高血压、高脂血症、糖尿病、冠心病等心血管病高危因素的人群，如果突然出现持续的、难以缓解的胸痛或背痛，同时伴有呼吸困难，甚至有濒死感时，应立刻拨打120急救电话，寻求专业的救护指导；

- 有明显外伤、骨折、剧烈背痛，要避免搬动，立即拨打120急救；

- 背痛剧烈伴随呕吐时，需先清理呕吐物，避免进入气管引起窒息；

- 餐后突发持续性上腹痛，疼痛放射至腰背处，伴有恶心呕吐，可能是急性胰腺炎，要立即就医；

- 突发胸部疼痛向背部放射，伴有焦虑、大汗，可能为急性心肌梗死或主动脉夹层，需立即就医；

- 背痛持续3天以上、疼痛剧烈或是阵阵刺痛、背部有麻木感、伴有身体其他部位疼痛、持续背痛并不断加重者，均需立即就医。

日常护理小妙招

1 拍打穴位

轻微性背痛，常拍风门穴、神阙穴、膈关穴。

【功能主治】

风门穴：颈椎痛、肩背酸痛等。

神阙穴：脊背强痛、胸闷等。

膈关穴：肋间神经痛、膈肌痉挛、脊背强痛等。

【拍打技巧】

"不通则痛"，拍打经络和穴位有助于活气血、通经络。

手够不着的地方或者不方便的部位，可借助一些质地较轻软、方便拍打的工具，如按摩锤、经络拍。

2 背部拉伸操

轻微的背痛可进行适量的伸展运动，可以减轻背痛程度。但在背痛剧烈发作时，不能做伸展操，否则反会加重病情。在日常生活中，应注意背部姿势，坐位时可利用腰背垫协助支撑腰部，以减轻腰背部的负担。

● 俯卧式

【操作指南】

俯卧式：平展俯卧，双臂靠近身体，脸朝一侧。深呼吸数下，可以完全放松，保持4~5分钟。

俯卧伸展式：在俯卧的基础上，抬起上身，屈肘支撑上身，深呼吸数下完全放松，保持4~5分钟。

俯卧展背式：由俯卧位双手撑地，抬起上身。骨盆、臀、腰必须完全放松，腰下垂，保持1～2秒，恢复俯卧。

【拉伸技巧】

可重复多次，上身逐渐抬高，使背部最大限度伸展。如果感到疼痛减轻或集中，可把腰部下垂多保持1～2秒。每节练习至少进行10次。

●站立式

【操作指南】

后背弯曲式：双脚微分开站立，双手放于腰部，手指向后，将腰以上躯干向后弯，双手做支柱，维持1～2秒后回到开始的位置。这个练习也能防止腰背痛进一步发展。重复操作 3 次。

手臂拉伸式：挺胸抬头站好，双脚与肩同宽，两眼目视前方。双手在背后十指紧扣，尽可能地抬起双臂，感觉背部有紧绷感，保持15 秒后再缓缓放下。重复操作 3 次。

【拉伸技巧】

做手臂拉伸式时，抬起双臂时身体保持挺胸抬头的状态，上半身不往前倾。

●仰卧式

【操作指南】

仰卧，屈膝，而后双手抱膝，平衡地将双膝尽量拉向胸部，保持1～2秒，恢复原位。

【拉伸技巧】

注意练习时头不可抬起，恢复时双膝不要伸直。屈曲练习后必须接着做一次俯卧伸展练习。

3 / 日常护理

●规律运动

慢性腰背肌劳损导致的腰背疼痛，可坚持规律运动，加强腰背肌锻炼，增加腰椎稳定性，预防发生劳损。

●坐、卧、行保持正确姿势

长时间坐着工作的人要隔一段时间扭扭腰、转转头、走动一下，使腰臀部肌肉收缩和舒张数次以缓解疲劳。

长期站着的人要注意站姿端正，尽量定期休息，劳逸结合。

劳动时，要注意腰部用力应适当，不可强力举重，不可负重久行，避免长时间弯腰工作，应定时做松弛腰背部肌肉的体操。

●改善阴冷潮湿环境

生活、工作环境少一些阴冷潮湿，勿坐卧湿地，劳动汗出后及时擦拭身体，更换衣服，或饮姜汤水驱散风寒，以避免寒湿、湿热侵袭。

●避免剧烈运动和体力劳动

有冠心病者应做到戒烟、戒酒，规律作息，避免过大的情绪波动，避免剧烈运动和体力劳动。

●有高血压者

有高血压者应在家经常监测血压，避免血压波动过大，平稳的血压有助于预防主动脉夹层。

●爱跳广场舞者要谨慎

老年人喜欢跳广场舞，但并不是时间越长越好，难度并不是越高越好，适当控制时间和运动强度有利于保护膝关节。

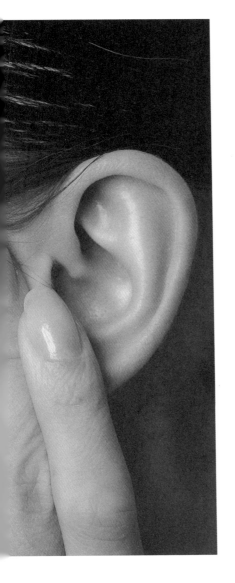

1 [疾病简介]

耳痛也是中高龄人群的临床常见症状，一般指耳内或耳周疼痛，绝大多数是炎症性疾病所致，少数为牵涉痛或反射痛。

耳痛时可能会感到隐隐约约的跳动，也可能会感到剧烈的刺痛。耳痛的严重程度与病变的严重性不一定一致，但可能是某些严重疾病的信号，如耳部的恶性肿瘤。

2 [致病原因]

耳部有着丰富的感觉神经，神经本身的病变、外耳内耳病变，以及周围脏器对耳内神经的刺激均会引起耳痛。

从喉咙背后到中耳的耳咽管阻塞是最常见的耳痛原因，通常感冒、鼻窦感染或过敏都会加重耳痛。致病原因主要包括以下几类：

✳ 不当挖耳习惯

当耳内不适时，很多人喜欢用指甲、棉签棒等工具在耳内不停掏挖，容易将耳道皮肤戳破，引起感染发炎，还伴有出血。外耳道皮肤破损，形成外耳道炎，反复感染导致耳痛。

反复抠挖外耳道还可能伤及鼓膜，导致鼓

膜穿孔，甚至引起化脓性中耳炎，引起耳内剧烈疼痛。

✳ 耳朵疾病

耳朵疾病包括外耳（耳廓、外耳道）、中耳疾病，常由外耳损伤、炎症、异物刺伤等引起。外耳疼痛除有充血、水肿外，常伴有张口咀嚼障碍及耳屏压痛或耳廓牵拉痛，称为原发性耳痛。

✳ 邻近器官神经反射所致

如口腔科的阻生牙、龋齿、错位咬合、颞颌关节炎、咽喉部的急性扁桃体炎、扁桃体周围肿胀、溃疡或恶性肿瘤、颈性骨关节炎及小儿上呼吸道与消化道疾病都可引起牵涉性耳痛，经三叉神经、舌咽神经、面神经、迷走神经及颈神经的分支将疼痛反射到耳部，这种耳痛又称继发性耳痛。

✳ 真菌感染所致

如果外耳道长期应用抗生素液滴耳，可诱发真菌感染而导致耳痛。

✳ 不良环境影响

长期处于高分贝、高音量的环境下，以及长期坐飞机、潜水等，可能损伤鼓膜甚至鼓膜穿孔，引起剧烈耳痛。长期处于严重的潮湿、热带地区，外耳道炎高发，也容易引起耳痛。

✳ 中医讲耳痛

中医学上讲，耳为肾之外窍，又是肝胆火毒外泄之孔窍。当出现耳部疾病时，可引起耳内疼痛的症状表现，可能是感受外邪、饮食不节等导致的实证；也可能是素体虚弱、久病等原因引起的虚证。

③ [疾病信号]

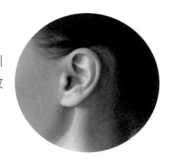

多由耳部疾病（原发性或耳源性耳痛）引起，也可因耳部邻近器官或其他器官疾病所致（继发性或反射性耳痛）。

❋ 外耳疾病

○ 耳廓外伤

如果有外力作用于耳廓，会引起耳廓血肿或裂伤，局部微痛，继发感染后，耳痛疼痛剧烈。

○ 耳带状疱疹

发病时有剧烈的耳痛，似针刺或烧灼，少数人还可伴有面神经瘫痪、听力减退、恶心、呕吐等症状。

○ 外耳道耵聍栓塞或异物

耵聍俗称"耳垢"，由耳道皮肤下的耵聍腺分泌产生。耵聍积聚时可堵塞耳道，听力会受到影响。可压迫耳道皮肤或鼓膜，遇水膨胀后疼痛剧烈。

○ 耳疖

外耳道皮肤毛囊或皮脂腺发生急性化脓性炎症，局部红肿，有触痛。会出现自发性剧烈疼痛，尤其是夜间或咀嚼的时候。

○ 急性弥漫性外耳道炎

外耳道皮肤广泛性化脓性感染，有明显的自发性疼痛和耳廓牵拉痛或耳屏压痛。

○ 恶性外耳道炎

糖尿病患者多发，有致病细菌，耳道坏死迅速向周围扩散，可并发乳突炎、颅底骨髓炎、脑膜炎、脓毒败血症等。

◯ 外耳道疖肿

当外耳道炎未得到及时治疗，或年老体弱、有糖尿病时，或耳道皮肤长时间受到水的浸渍，皮肤表面抵抗力减弱时，往往容易发生耳道疖肿，疖肿会逐渐肿胀、化脓，将耳道堵塞，引起疼痛。

❋ 中耳疾病

◯ 急性化脓性中耳炎

中耳腔内发生细菌性感染时脓液不断增多，流脓后疼痛缓解、听力好转，伴有发热、耳闷、听力下降，会引起耳内阵阵疼痛。

◯ 耳肿瘤

当耳道或中耳腔内长有恶性癌肿，有不同程度的耳痛，随着病情的发展，会出现耳道流血和听力下降等病症。

◯ 中耳癌

如果长期患有慢性化脓性中耳炎，最初仅有隐痛，晚期持续性钝痛，耳道有血性分泌物并有肉芽突出，质脆易出血。

◯ 鼓膜外伤

遭受打耳光、跳水等外力时，外耳道压力增高，或咽鼓管吹张过猛、取异物时器械过深，均可使鼓膜损伤。鼓膜破裂时，会出现暂时撕裂痛，并有听力减退、头晕、耳鸣。

❋ 耳神经痛

主要受环境影响，耳朵四周神经较多，在受到过强过久的噪声或不明原因的刺激时常常会出现阵阵耳痛，时隐时现，一般处于能忍受的程度，在检查时也发现不了什么病变。这种情况尽量换一下环境。

如果持续耳痛，又在耳部检查未发现异常时，应考虑为反射性耳痛，有可能与口腔科疾病有关，比如牙髓炎、龋齿、牙周炎、颞下关节疾病等；或者与鼻窦炎、上颌窦肿瘤等鼻科疾病有关。

 [健康支招]

❋ 治疗要点

耳痛的治疗要点	
主要症状：指耳内或耳周发生疼痛	
外耳感染	及时就医，在医生指导下进行应用抗生素治疗，局部涂抹或口服
内耳感染	及时就医，在医生指导下进行应用抗生素治疗
外耳道耵聍栓塞或异物	及时就医，通过耳科医生取出，千万不要自行取出
鼓室破裂	及时就医，在医生指导下治疗
鼻窦感染	及时就医，在耳科、鼻喉科医生指导下进行治疗
牙痛感染	及时就医，在耳科、口腔科医生指导下进行治疗

❋ 这些征兆需警惕

- 耳痛持续时间长，比如超过1周等；

- 耳痛严重，牵连到头痛，发热、恶心、呕吐；

- 有急、慢性化脓性中耳乳突炎病史，出现侧头痛，逐渐发展为全头痛，伴有喷射性呕吐，考虑可能是耳源性脑膜炎；

- 外耳道红肿、局部压痛明显、张口时耳痛加剧，可能是呕吐以及眩晕等症；

- 初期为耳内隐痛，后期出现耳深部持续性钝痛，并且耳痛夜间加剧，常伴头痛、眩晕、面瘫等症状，要警惕。

1 多坐少躺

耳痛时，坐着比躺着舒服，坐立姿态有助于消肿，促使耳咽管开始滴流，能疏散淤积在头部的血液，减轻耳咽管的阻塞。睡觉时最好稍微垫高头部，以利滴流。多吞咽也能缓解耳痛。

2 做面部运动

进行咀嚼和打哈欠等面部运动可以保持耳咽管的畅通，从而使疼痛减轻。比如可以嚼口香糖，缓解耳部不适；打呵欠能牵动肌肉，可以帮助打开耳咽管，效果比嚼口香糖更好。

当飞机升到高空时，如果耳朵不舒服，除了多吞咽，还可以将鼻孔捏住，吸一大口气，然后憋住气使空气进入鼻腔后面，听到"嗡"的一声时，预示着耳内、耳外的压力平衡了。

3 适当向耳内吹暖风

温暖的空气可以减轻疼痛，可以用电吹风（调整到低温处）在距离耳朵 5~10 厘米处开启，将暖风送入耳朵。

4 / 热敷

将中等热度的热敷垫放在疼痛的耳朵上，可以缓解耳痛。

5 / 喝水

跟吞咽相似，适当喝大量的水或饮料有助于减轻耳痛症状。

6 / 服用止痛药

当耳部剧烈疼痛时，可以在医生指导下服用止痛药，来缓解疼痛。

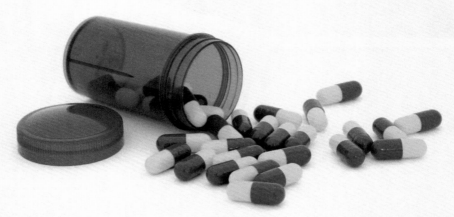

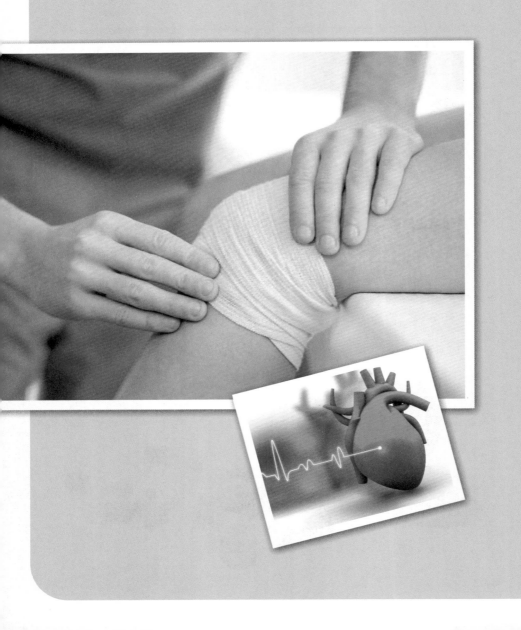

第二章

肿块／肿胀——
身体肿瘤的"信号灯"

如果身体上有了肿块或肿胀，

先不要惊慌，有些肿块并无大碍，

但也有一些却是身体肿瘤的信号。

不管在身体哪些部位发现肿块，

都要及时就医确诊，以防万一。

淋巴结肿大

①➤ [疾病简介]

　　淋巴结肿大是常见的淋巴疾病，指内部细胞增生或肿瘤细胞浸润而使体积增大。

　　淋巴结分布全身，是人体重要的免疫器官，按位置可分为浅表淋巴结和深部淋巴结。正常淋巴结多在0.2~0.5厘米，呈组群分布，每一组群淋巴结收集相应引流区域的淋巴液。

　　淋巴结肿大的程度、是否伴有疼痛与疾病严重程度没有绝对相关性。淋巴结肿大包括：

✹ 良性肿大

　　常由各种感染、结缔组织病和变态反应等引起的肿大。一般属于良性，去除病因后可完全恢复。

✹ 恶性肿大

　　恶性肿大指原发于淋巴结的恶性肿瘤，如淋巴瘤、淋巴细胞性白血病、恶性组织细胞瘤。一般都是恶性，会持续性肿大，若不积极治疗，会造成死亡。

✹ 介于良性与恶性之间的肿大

　　一般刚开始是良性，最后会演变成恶性而

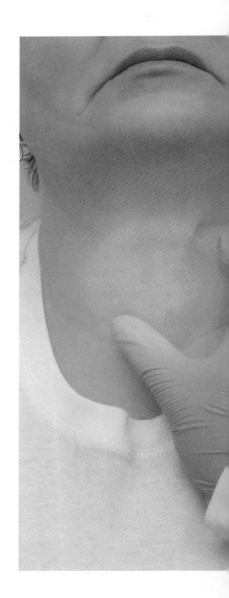

致命。局部肿大伴明显疼痛者常提示感染，进行性无痛性肿大者常提示恶性肿瘤性疾病，如血管原始免疫细胞性淋巴结病、血管滤泡性淋巴结增生症等。

② [致病原因]

淋巴结肿大在临床上主要指淋巴结肿胀，致病原因可能是感染、反应性增生、结核、肿瘤等。

※ 感染

一般由细菌、病毒感染等致病微生物引起的急慢性炎症，比如咽炎、扁桃体炎、龋齿等炎症刺激，会导致淋巴结发生炎症性反应，出现肿胀现象，可能伴有疼痛。

※ 反应性增生

可能是急性坏死增生性淋巴结病、变应性败血症、系统性红斑狼疮，风湿病、血清病及血清病样反应等，或者接种疫苗后出现反应所致，淋巴结出现反应性增生、肿大。

※ 结核

淋巴结肿胀还可能是结核导致的，常见于肺结核，可引起淋巴结肿大，伴有低热、乏力，初期质地光滑，后期破溃可形成窦道。

※ 肿瘤转移

当淋巴瘤、白血病、胃癌、肺癌等良性或恶性肿瘤侵犯淋巴组织时，也会引起淋巴结肿大，伴有疼痛等症状。

☀ 中医讲淋巴结肿大

淋巴结肿大，中医叫"痰核"，指人体颈项、下颌部或者四肢、肩背部位皮肤下出现结块，大小不一，触摸后可移动、可破溃。

多由人体脾气亏虚导致，水湿运化不利，湿气凝聚于皮下，进而出现结块的症状。若为湿气过盛引起，需要遵医嘱服用健脾利湿药进行治疗。

如果常常生气、焦虑上火，身体热毒多，与气血相搏，也可能出现皮下肿块的情况。若为热毒内盛导致，需要遵医嘱服用清热解毒、消肿散结的药物。

③ [疾病信号]

☀ 淋巴结炎

急性淋巴结炎，局部红、肿、热、痛，起病急，伴发热，肿大的淋巴结柔软、有压痛，表面光滑，无粘连，肿大至一定程度即停止。病情加重时也可发展成脓肿，伴有全身感染症状。

慢性淋巴结炎，病程长，症状轻，淋巴结较硬，可活动，压痛不明显，最终淋巴结可缩小或消退。

如果淋巴结肿大且伴有疼痛，但摸起来较软且活动度较好，可能是炎症引起的，一般不必过于担心。炎症导致的淋巴结肿大经过抗感染治疗后一般都会缩小到正常，疼痛消除。

☀ 淋巴瘤

起源于淋巴造血系统的恶性肿瘤，主要表现为无痛性淋巴结肿大、肝脾肿大，全身各组织器官均可受累，伴发热、盗汗、消瘦、瘙痒等全身症状。

☀ 淋巴结充血

淋巴结充血是一种急性传染病，又称川崎病，主要表现为持续发热、眼结膜充血、嘴唇潮红及皲裂、手足硬性红肿、全身多形性皮疹及颈部淋巴结肿大等。部分患者在急性期后出现关节炎及心血管病变，严重者可因心肌梗死而死亡。

✻ 淋巴转移癌

主要是在身体上摸到肿大的淋巴结，早期皆不痛不痒。

中医称为"石疽""阴疽""恶淋""恶核""痰核"等。其病因是寒痰凝滞、气郁痰结、肝肾阴虚。

✻ 免疫性疾病

比如类风湿关节炎、系统性红斑狼疮等疾病。类风湿性关节炎是非细菌感染的特异性炎症，只有细菌感染时才会导致淋巴结肿大；系统性红斑狼疮常伴有蝶形红斑、发热、关节疼痛、关节畸形、肌无力、体重减轻等症状。

✻ 颈部淋巴病变

颈部的淋巴若有病变，可能预示着口咽部的感染。耳后淋巴结肿大常见于头皮感染和发炎。

✻ 锁骨淋巴病变

锁骨上的淋巴病变是严重的疾病信号，可能是恶性肿瘤隔腔感染或是结核病。

✻ 腋下淋巴病变

腋下淋巴结肿则可能是手部感染、猫抓症、胸部恶性肿瘤、淋巴瘤或白血病的表现。

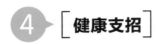

4 〔健康支招〕

✳ 治疗要点

淋巴结肿大的治疗要点	
主要症状：指内部细胞增生或肿瘤细胞浸润而使体积增大	
急性淋巴结炎	及时就医，在医生指导下进行抗感染治疗后，红肿可消退
感染所致的淋巴结肿大	及时就医，在医生指导下服用头孢、阿莫西林、左氧氟沙星片等药物进行治疗。可以通过冷敷和热敷的方式缓解
肿瘤转移引起的淋巴结肿大	及时就医，在医生指导下进行各项检查和放化疗、免疫治疗等
反应性增大引起的淋巴结肿大	及时就医，在医生指导下服用糖皮质激素类等药物治疗
结核引起的淋巴结肿大	及时就医，在医生指导下进行抗结核等治疗
牙痛感染	及时就医，在耳科、口腔科医生指导下进行治疗

✳ 这些征兆需警惕

如果摸到了肿大的淋巴结，先不要紧张，可根据以下征兆先进行判断：是否疼痛？软硬度如何？活动度如何？

- 淋巴结肿大，不伴有疼痛，质地较硬，活动度差，立即就医诊治；

- 淋巴结进行性增大，在1~2周内迅速增大；

- 大于2厘米的淋巴结；

- 全身多处淋巴结肿大；

- 炎症消除后，依旧存在淋巴结肿大；

- 淋巴结肿大，没有感冒、鼻窦炎、中耳炎或上呼吸道等感染。

日常护理小妙招

1 淋巴经络伸展操

●背部后弯曲

吸气，伸直双臂上举过头顶，边呼气边带动脊柱向后缓慢弯曲到极限位置，双腿依然绷直，保持5～10秒。反复3～5次。

●上半身前弯曲

双脚打开与肩同宽，双手十指交叉抱住后脑勺，带动上半身前倾弯曲，尽量与地面平行。反复3～5次。

●拉伸两侧

双脚打开与肩同宽，双手掌依然交叉，掌心朝上，伸直上举过头顶，然后带动上半身向左弯曲，保持1分钟。换右侧拉伸。反复3～5次。

●练习呼吸

双脚打开与肩同宽，左手掌掌心朝下，放在腹部前侧，右手掌屈肘举过头顶，掌心朝上。练习腹式呼吸，吸气，腹内鼓胀，呼气，收紧腹部，既能收紧腹部，又可吸收天地之气，平静心情。反复5～7次。

●脖颈伸展

两手掌十指交叉放在后脑勺部位，分别向左、左后、右后、前、后方向进行伸展，每个方向保持10～20秒。

2 按摩保健

日常按摩头颈肩部，可消除酸痛和昏胀感，清醒头脑，活动肩关节。

●按压百会穴

双手四指放在头顶处（百会穴），按压穴位周围约1分钟。

●手指轻叩头部

双手指尖轻轻地叩敲整个头部，然后用指腹按摩头部。

乳房肿块

① [疾病简介]

乳房肿块又称为乳房结节、乳房肿物，是女性常见的病症之一，但不仅仅限于女性群体，男性也会发生乳房肿块。

❋ 定义

乳房肿块顾名思义，就是在乳房上长出了肿块，或多或少，或大或小，可能是正常结节，也可能是良性或恶性肿瘤。有的直径可能只有几毫米，有的却有几厘米以上。但仅凭肿块的大小并不能判断肿块的性质。

❋ 有无疼痛感

有疼痛感的乳房肿块，主要是增生性的乳房肿块、炎症性的乳房肿块等；无痛感的乳房肿块包括乳腺癌的乳房肿块、乳腺纤维腺瘤等疾病。

❋ 良性或恶性病变

○ 良性病变引起的乳房肿块

常为单侧或双侧多发性结节，一般结节轮廓清晰、活动性良好、与皮肤无粘连、生长较慢；部分结节伴有周期性胀痛或触痛，于月经

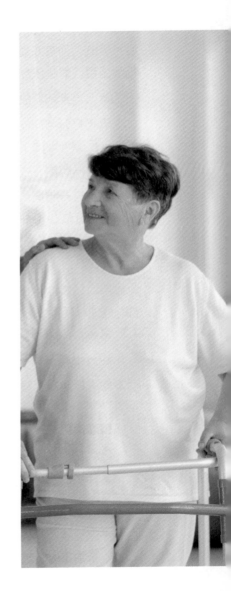

前期发生或加重，月经来潮后减轻或消失。

○ **恶性病变引起的乳房肿块**

常为单侧单发性结节，一般结节边界不清、质硬、活动度差、常与皮肤粘连、生长较快、无明显痛感，部分结节伴有乳头溢液、乳头凹陷等。

② [致病原因]

乳腺结节的具体成因并不十分明确，但与遗传、环境、内分泌激素水平、感染等因素以及各种病变相关。

❋ 内分泌激素

女性因长期精神紧张、压力大、焦虑不安、情绪波动等因素，可能会导致内分泌系统的紊乱，从而影响乳腺组织的正常生理功能。由于内分泌失调，女性体内的雌激素水平降低，可能导致乳房腺体受到影响，引起乳腺结节。

有专家提出，如果女性体内黄体素过少、雌激素过高，可能导致良性乳房疾病。催乳素过高及精神压力过大，也会造成黄体素不足，导致良性乳房疾病。

❋ 遗传因素

如果家族中有乳腺结节患者，那么受遗传因素的影响，日后患乳腺结节的风险可能也会增加。但这种概率并不是很大。

❋ 乳房感染

乳房感染乳房感染属于良性病变，其特征是乳房内形成触痛性结节，伴有乳头分泌物产生，好发于哺乳期妇女。乳腺部位受到细菌感染容易引起乳腺炎，长期的炎症过程可能刺激乳腺细胞的增生和结节的形成。

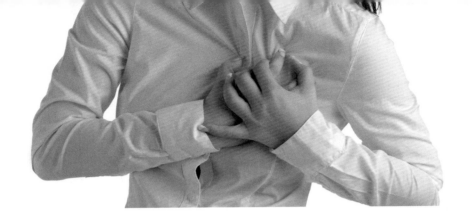

✸ 环境因素

乳腺结节与婚育、饮食、情绪及生存环境等有密切关系，如果长期精神压力大、心情郁闷、情绪暴躁、长期熬夜、饮食或作息不规律，这些外在的因素都是女性乳腺结节的重要"推手"。

✸ 中医讲乳腺结节

在中医学中，乳腺结节被称为乳核，就像是在乳腺里面长了一个像核桃一样的东西，相当于西医所说的乳腺结节、乳腺肿块、乳腺纤维瘤等疾病。

乳房内可扪及肿块，以一侧乳房外上方最为多见，内上方次之，内下方较少。多数肿块是单个发生，也有多个在一侧或两侧乳房出现，呈卵圆形，小的如梅，大的如李，表面光滑，质硬，推之活动，边界清楚，肤色如常，无溃破，可能数年无变化。也可能数月后肿块增大，皮色微红，溃破后常成瘘管，脓液清稀，并杂有败絮样物，疮口腐肉不脱，患侧腋窝常有肿大之结块。若患者在妊娠期间肿块迅速增大，应警惕有恶变的可能。

本病多与肝脏有关，比如平素郁闷忧思，致肝气郁结，气痰滞结于乳络，演变为核，多见于冲任不调，久未生育，或者成年未婚的女性；

或因肝肾俱虚，房劳过度，肝肾虚怯，精气不能濡养肝木，致使肝虚血燥，加之脾土运化失职，气郁痰滞，结为乳中结核，多见于中老年的男女患者；

或因气滞痰凝，易动愤怒，气郁湿滞，日久不解，聚积不散，发为乳核，多见于情绪容易激动的患者。

3 [疾病信号]

乳腺结节其实也就是乳腺产生病变，比如乳腺增生、纤维瘤、乳腺炎、乳腺癌等疾病。目前乳腺癌发病率较高，与乳腺结节也密切相关。但也不必过于惊慌，有研究表明，85%～95%的甲乳结节为良性，5%～15%可能为恶性。

※ 乳腺增生

指乳腺正常发育和退化过程失常导致的乳腺结构紊乱，也可能引起乳腺结节。可能长在乳房的任何位置，多发性，单侧或双侧，单个或多个。大小、质地会随月经呈周期性变化，月经前期结节增大、质地比较硬，月经来潮后结节缩小、质韧变软。

乳腺结节大小不规律，与周围组织界限不清，多有触痛感，与皮肤和深部组织无粘连，可移动。

※ 乳房胀痛

多见于单侧或双侧乳房，胀痛或触痛。患病时间不等，大多数患者具有周期性疼痛的症状，月经前期发生或加重，月经来潮后减轻或消失。

※ 乳腺小叶增生

由单发变为多发，有时长在两侧的乳房上。通常女性经期过后乳房肿块引发的疼痛会减轻，肿块也会变软、变小。

※ 乳腺纤维腺瘤

指乳房内发生纤维样增生或者是纤维样囊肿等病变，一般是良性肿瘤，与患者体内性激素水平失衡有关。大多数属于良性无痛性肿块，边界清楚，有一定活动度，单发肿块居多，亦可多发，也可两侧乳房同时或先后触及肿

085

块。很少伴有乳房疼痛或乳头溢液，一般不严重。

✳ 乳腺炎

乳腺炎分为哺乳期乳腺炎及非哺乳期乳腺炎，初期均表现为乳腺结节，摸起来有点痛。

哺乳期乳腺炎：由乳腺腺体堵塞所致，乳汁分泌明显减少，可能红肿热痛。可使用推拿、按摩的办法进行调理，待乳管通畅后，局部的情况能够得到较好的缓解。

非哺乳期乳腺炎：乳腺结节摸起来痛，可能与乳头内陷、乳腺导管扩张等因素有关，会表现为乳房的疼痛和肿块，还有可能形成乳房脓肿，并且自行破溃而流出脓液。

✳ 乳腺癌

乳腺癌指乳腺上皮细胞在多种致癌因子的作用下，发生增殖失控的现象。乳房肿块是乳腺癌早期最常见的症状。肿块常位于外上限，多为单侧单发，质硬，边缘不规则，表面欠光滑，不易被推动。大多数乳腺癌为无痛性肿块，少数病例伴有不同程度的隐痛或刺痛。

早期信号除了乳房肿块，还有乳房皮肤异常、乳头溢液、腋窝淋巴结肿大等症状。中晚期会出现恶病质的表现，可伴有食欲不振、厌食、消瘦、乏力、贫血及发热等症状。

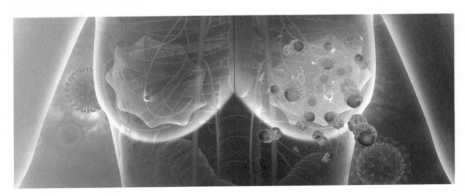

4 [健康支招]

❋ 治疗要点

乳房肿块的治疗要点	
主要症状：指乳房上长出了肿块，或多或少，或大或小，可能是正常结节，也可能是良性或恶性肿瘤	
良性囊肿	及时就医检查
慢性囊状乳腺炎	及时就医，做切片检查确诊。平时可补充维生素 E，不得摄取任何咖啡因，采用低脂、高碳水化合物饮食
乳腺癌	如果肿块只长在一边的乳房内，不会痛，活动性差，癌症的可能性大。及时就医，做切片检查确诊。在医生指导下进行改良式乳房根除术、肿块切除、放射治疗、激素或化学治疗
乳腺炎	及时就医，在医生指导下进行药物等治疗。 冷敷：如果出现乳房胀痛、红肿、发热等症状，遵医嘱选择医用冷敷贴、湿毛巾等局部冷敷，缓解不适。 热敷：如果乳腺内部已形成炎性肿块，遵医嘱选择热毛巾、热水袋局部热敷，促进血液循环，加速炎症肿块消退
乳腺增生	及时就医，遵医嘱，保持心情愉快，饮食作息规律
月经期引起的乳房肿块	多自行痊愈，无需焦虑。平时多预防，如保健按摩、喝姜糖水、泡脚等

❋ 这些征兆需警惕

约九成的乳腺癌可能是由女性患者自检或体检时发现的，女性要学习正确的自检方法，以便及早发现、及早治疗。

⭕ 如何自检？

1 边界：自我检测结节的边界。良性结节通常轮廓清晰；如果边界不清，恶性的可能比较大。

2 活动度：自我检测结节的活动度。良性结节一般有活动性，有移动的感觉；如果是恶性的，与周围腺体关系紧密，活动度差。

3 硬度：自我检测结节的硬度。结节质地偏软，多为良性；结节质地越硬，恶性的可能性越大。

4 皮肤：自我检测结节附近皮肤的颜色。良性结节通常与皮肤无粘连；如果结节表面皮肤有凹陷，甚至破溃，应警惕是恶性结节。

5 乳头：良性结节乳头一般不会有明确的变化；若有乳头溢血、乳头凹陷或者破溃，则要警惕。

6 增长速度：良性结节多数生长速度较慢、而恶性结节通常生长较快。

7 自我感觉：一般在结节发现之前没有明显的感觉，发现后因为心理作用可能会觉得局部甚至周围疼痛。

女性应养成每月检查乳房的习惯，特别是有家族性乳腺癌遗传的人，更应该注意定期体检，尤其是乳房部的体检：35岁后开始做乳房X光透视检查，40~50岁之间每两年做一次，50岁以后就要每年做一次。

1 / 良好饮食、作息规律

饮食规律，以低脂、高纤维素为主。多食鱼、瘦肉、蛋、坚果、大豆等优质蛋白，以及新鲜蔬菜水果、全谷物，少吃精制谷物、加工肉、甜点、高脂牛奶和油炸食品。

远离咖啡、茶、可乐、巧克力、烟酒等食物，因为这些食物中的咖啡因与纤维囊肿有关。

应慎用含大量雌激素的保健品，在不必要的情况下不要额外补充激素。

少熬夜，作息规律，保证睡眠充足，改掉不良生活习惯。

2 / 有规律地进行锻炼

每天坚持运动锻炼，提高身体的免疫力。

3 / 坚持哺乳

坚持母乳喂养不仅对孩子有益，对母亲也大有益处，哺乳12个月以上可以明显降低乳腺癌的发病风险。

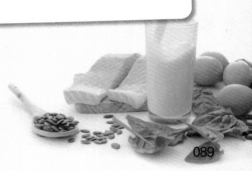

4 / 散结汤药方——消肿散结

●陈皮水

陈皮能消郁散结，疏通经络，有益于肝经通畅。平时可以拿点陈皮泡水，开水闷几分钟即可，老陈皮的效果更好。

●丝瓜络水

丝瓜络就是丝瓜自然老化晒干后形成的，拿来泡水可以"以形补形"，疏通乳腺部位的经络，有益于散结。需要注意的是，丝瓜性寒，不适合肠胃不好、脾虚的人。

●蒲公英水

蒲公英晒干或者蒲公英根，用来泡水，可解热凉血、消肿散结，适合有乳腺结节的女性。

5 / 胸部按摩

胸部按摩可激活腋窝和胸部的淋巴结，消肿散结，疏解心中郁闷。

●摩擦胸部上方

右手掌打开放在左锁骨处，一直移动摩擦至左腋下淋巴处。左右为一组，每组3～5次。

然后再从腹部中央凹陷处往侧腹部摩擦，左右为一组，每组3～5次；最后从侧腹部摩擦至腋下凹陷处，左右为一组，每组3～5次。

●摩擦胸部周围

将右手放在左侧乳房的上部，左手托住乳房下部。右手朝向腋窝淋巴结、左手朝向内侧同时摩挲。左右为一组，每组3～5次。

●摩擦乳沟

双手四指交替自锁骨中间处，从上往下，摩擦至乳沟处。每组5～6次。

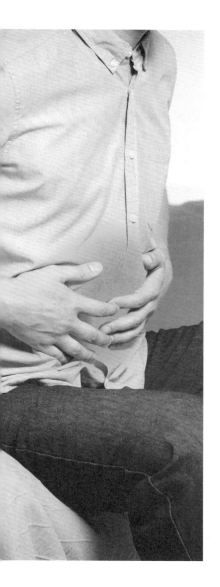

腹胀

① [疾病简介]

腹胀就是指腹部肿胀或膨胀的主观感觉，也可指腹部充满或气体过多的充盈感、腹内压力或腹壁张力增加。

腹胀可以是全腹性的，也可仅为局部性的。有时候可以有肉眼可见的腹部膨隆，可伴有腹痛、腹泻、便秘、呕吐等症状。

除了常见的消化道疾病，女性腹胀多与生理期、盆腔炎、卵巢囊肿等疾病有关；男性腹胀则与输尿管炎、输尿管结石、前列腺增生等疾病有关。

② [致病原因]

腹胀一般多由胃肠道胀气、各种原因所致的腹水、腹腔肿瘤或腹肌无力等原因引起。

▶ 胃肠、肝胆、胰等消化器官病变引起的胃肠道胀气。

▶ 腹腔内液体积聚过多。

▶ 腹腔内肿块或脏器包膜牵张。

▶ 食物或药物代谢过程中产生过多气体。牛乳不耐受的人体内缺乏乳糖酶而不能消化牛乳内所含有的乳糖，乳糖发酵产生气体可导致腹胀。另外，饮食中摄入大量的植物纤维也易

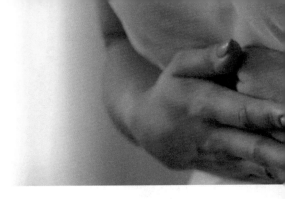

引起腹胀。

- 心理、感染等应激反应所致。
- 心、肾、内分泌、神经、血液等其他系统疾病引致的胸腹腔积液等。

中医讲腹胀

中医上的腹胀，即脘腹胀满症。主要症状是心下痞塞满闷，按之濡软，外无胀满形迹；或不仅心下痞满闷塞感，外亦见有胀满之形。

重要病因是脏腑感受外邪，或功能失调，气机逆乱，邪结中焦，痞塞不通。比如：湿热挟痰，或饮食阻滞，或脾胃虚弱，或七情不和，气机阻滞，或误下伤中，或暴怒忧郁，或痰气搏结。

3 疾病信号

乳糖不耐受症

右腹部胀气的同时还有腹部疼痛性痉挛，可能患有乳糖不耐受症。

急性腹胀

主要发生在腹腔内脏器破裂，伴有腹痛，考虑是胃肠道穿孔、脾破裂出血等，以及肠梗阻、急性胃扩张等疾病。

如果患者年龄超过 50 岁，突然开始胀气，并伴有下降，恶心，甚至呕吐，可能是小肠梗阻。

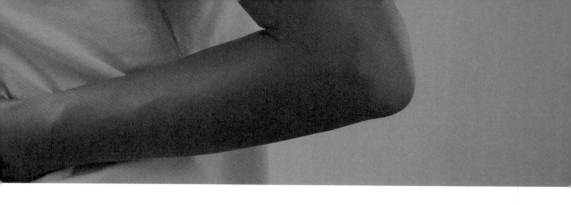

※ 慢性腹胀

反复发生的腹胀，多见于慢性胃炎、慢性胆囊炎、慢性胰腺炎、小肠不完全梗阻、吸收不良综合征等疾病。

※ 上腹胀（肚脐以上）

考虑可能是胃、肝胆、胰腺部位的疾病，比如慢性胃炎、肝硬化、幽门梗阻、胃扩张或胃癌、胆囊炎、胰腺癌等疾病。

※ 下腹胀（肚脐以下）

考虑可能是泌尿生殖系统疾病，女性腹胀包括盆腔炎、附件炎、卵巢囊肿、卵巢癌或子宫肉瘤、输卵管癌、盆腔结核等，男性腹胀有前列腺炎、前列腺增生、输尿管炎、输尿管结石等。

※ 全腹胀（整个腹部）

考虑可能是小肠或结肠内积气过多、腹膜炎等疾病。

※ 心肌衰弱

心肌衰弱无法将从身体各部位回流到心脏的血液全数排出，导致部分血液倒流，甚至淤积，腹部或腿部可能会出现水肿。如果感觉到腹胀与心脏有关系，平躺下来，呼吸会变得急促。若是肝硬化引起的，腹部比腿部先肿胀起来；若是心脏衰竭引起的，则腿部会比腹部先肿胀起来。

4 [健康支招]

❋ 治疗要点

腹胀的治疗要点	
主要症状：腹部肿胀或膨胀的主观感觉，也可指腹部充满或气体过多的充盈感，腹内压力或腹壁张力增加	
大量进食后引起腹胀	禁止暴饮暴食，如果腹胀非常难受，及时就医检查
因"神经质胃肠"导致腹胀	改变饮食，少摄食碳水化合物，遵医嘱使用解痉药物
胆囊病变	少吃油腻食物，少量进食，不可马上暴饮暴食；及时就医，在医生指导下进行取出结石或摘除胆囊等治疗
心脏衰竭	及时就医，在医生指导下进行治疗
肝硬化	及时就医，遵医嘱使用利尿剂
卵巢癌	及时就医，在医生指导下进行治疗

❋ 这些征兆需警惕

- 发生无法解释的腹部胀气，持续3天以上，同时伴随肚子痛；

- 腹胀并不是由于食物引起的，并表现为伴随疼痛的持续腹胀，这可能是消化疾病的征兆。尤其是长期服用阿司匹林等非甾体抗炎药的老年人，常在秋冬、冬春季节变化时发作腹胀，且伴有与进食有关的腹痛，多考虑消化性溃疡；

- 对一些特定食物极其敏感，有时还伴有疼痛感；

- 运动后或搬重物后突然出现腹胀，并伴有剧烈的腹痛，考虑肠扭转、肠套叠的可能。

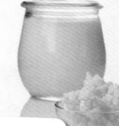

日常护理小妙招

1 合理饮食

如果是饮食引起的腹胀，应少食蛋奶类、汽水等含气的食物，萝卜、洋葱、卷心菜、白薯、韭菜、生葱、生蒜、芹菜、蜂蜜等容易产气的食物。

消化不良时应进行合理的饮食护理，吃一些容易消化的食物。有过敏性或习惯性胃肠胀气者，要尽量避免食用容易引起腹胀的食物。

尽量改变狼吞虎咽的习惯，不要进食太快、边走边吃、快速大量饮用汽水饮料，以免吞进不少空气。

尽量不吃炒豆子等产生热气的食物。

2 保持心情愉快

经常保持乐观的人生态度，心情平和，少焦虑和忧郁，可以有效地防止肝郁气滞引起的脘腹胀满。

3 腹胀病人食疗方

陈皮油淋鸡

原料：陈皮 25 克，花椒 10 克，雏公鸡 1 只。

调料：花生油、盐、五香粉、葱、姜、料酒、麻油各适量。

做法：①将鸡收拾干净后，用料酒、盐、五香粉拌匀抹于鸡身内外，放入盆中，加葱、姜、花椒。

②上笼蒸熟取出，再放入卤水锅内卤至上味，捞出晾干。

③锅中加花生油烧七成热，放入陈皮条炸至深色捞出，再放入鸡滚一下，用锅中油不断淋鸡皮，至黄色即成。

④将鸡切成长条块，摆盘淋上麻油即可食肉。

睾丸肿胀

1 [疾病简介]

睾丸肿胀是男性常见的一种疾病，因急慢性炎症、鞘膜积液、睾丸扭转、本身器质性改变、肿瘤等原因出现病理性体积增加。大多是由炎症引起的，常表现为睾丸肿胀、疼痛。包括先天型、感染型、肿瘤型、损伤型、鞘膜病变型等。

2 [致病原因]

睾丸肿胀的病因多为细菌性感染、精索静脉曲张、创伤等。

※ 细菌性感染

如果发生单侧睾丸肿胀充血，多因前列腺的下行性感染。比如长期放置导尿管、尿道镜检查或附睾炎的蔓延。

※ 精索静脉曲张

精索内静脉瓣膜功能不全可能导致血管扩张，多发生在左侧，可伴有男性不育。右侧精索静脉曲张有时伴有腹膜后的疾病，比如肿瘤。

最常见的肿胀并不是发生在睾丸本身，而是在周围的囊袋。阴囊内有种沉重或拖赘的感

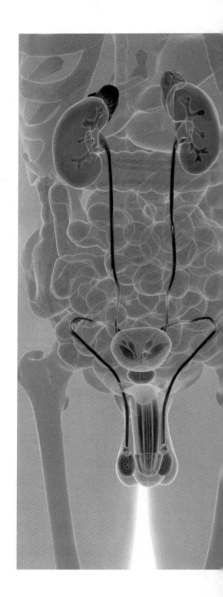

觉，静脉会扩张，形成一种感觉不出来的肿胀。

✳ 睾丸创伤

单侧睾丸肿胀充血或会阴部的多种创伤，可能出现一侧睾丸肿胀。

✳ 睾丸扭转

睾丸扭转是男科或者泌尿外科急症，扭转时间越短，拯救睾丸的机会越大。睾丸扭转往往发病急骤，多于睡眠中发病，患者一侧睾丸和阴囊会剧烈疼痛。

③ [疾病信号]

睾丸肿胀不可大意，往往是很多疾病的征兆，比如先天性睾丸发育异常、睾丸炎、结核、睾丸梅毒、睾丸肿瘤、鞘膜病变、外伤等。

✳ 病毒性腮腺炎

腮腺炎可以导致睾丸充血，多发生于腮腺炎发作后的第7天，有些患者的睾丸可能发生萎缩，引起一侧睾丸肿胀充血。

✳ 丝虫病

丝虫病的寄生虫感染也可引起单侧睾丸肿胀充血，可能造成淋巴管阻塞，有时伴有鞘膜积液、鞘膜增厚。

✳ 睾丸炎

睾丸炎也会引起睾丸的肿大、疼痛，有时会伴有发热、畏寒、疼痛等全身症状，可能由细菌和病毒感染引起，一般通过性传播或泌尿系统逆行感染累及睾丸引起疾病。

❋ 附睾炎

如果睾丸肿胀表现为单侧，部分可能有发热的情况，伴随有阴囊疼痛等症状，这种情况考虑是附睾炎。附睾炎主要是细菌感染引起，可能与不良的性生活、尿液反流、附睾阻塞等原因有关。

急性附睾炎发病急，主要症状为患侧阴囊坠胀、肿大，局部疼痛明显，可波及睾丸，阴囊皮肤可发生红肿，甚至活动受限，疼痛可向同侧腹股沟区及下腹部放射，可能伴有全身不适及高热。

慢性附睾炎更多发，附睾轻度肿大，变硬并有硬结，有阴囊疼痛、坠胀感，同侧输尿管增粗，疼痛可放射至下腹部及同侧大腿内侧，也可急性发作。

❋ 龟头炎

龟头炎是指龟头部由外伤、感染、刺激等因素引起的阴茎头或阴茎包皮的炎症。如果睾丸肿胀，伴有红斑、糜烂、瘙痒感、疼痛感等症状，这种情况考虑是龟头炎。

❋ 睾丸癌

如果睾丸持续肿胀，并不伴有疼痛，考虑可能是癌症的征兆。20～40岁间可见各类型睾丸肿瘤，以精原细胞瘤为多；70岁以后主要为精原细胞瘤。

❋ 腹股沟斜疝

睾丸肿胀还有一种情况，就是腹腔内容物（比如肠子）进入阴囊内。

腹股沟斜疝是巨型阴囊肿大的主要原因。肿大的阴囊与腹股沟区相连，肿块常在站立、行走、咳嗽或劳动时出现。平卧时，用手将包块向腹腔推送，包块即可向腹腔回纳而消失。如平卧时不能回纳，则为难复性疝。

※ 中医讲睾丸肿胀

中医上称为阴囊肿大，病因多与湿热下注、肝火旺盛、湿热瘀滞、肝肾阴虚、痰湿阻滞等因素有关。

湿热下注

长期处于潮湿的环境中，可能会导致湿热邪气侵入体内，从而引起阴囊肿大、阴囊潮湿、瘙痒等不适症状。

湿热瘀滞

由外感湿热、饮食不节等因素引起，一般表现为阴囊肿大、局部疼痛等症状。

肝火旺盛

由生活不规律、心情积郁等因素引起，一般表现为阴囊肿大、面红目赤、口苦口干等症状。

肝肾阴虚

由久病失调、房劳过度等引起，一般表现为阴囊肿大、头晕耳鸣、腰膝酸软等症状。

 4 [健康支招]

※ 治疗要点

睾丸肿胀的治疗要点	
主要症状：常表现为睾丸肿胀、疼痛	
睾丸肿胀伴有疼痛	
流行性腮腺炎	及时就医，在医生指导下进行治疗
精索扭转	及时就医，在医生指导下进行手术治疗
附睾炎	及时就医，在医生指导下进行治疗。卧床休息以减轻疼痛，早期冷敷，后期热敷
阴囊受到感染	及时就医，遵医嘱使用头孢等抗生素药物进行治疗

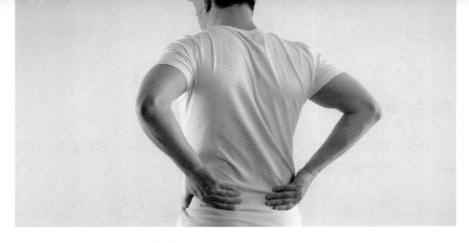

龟头炎	及时就医，在医生指导下使用糖皮质激素药物治疗
睾丸肿胀，不伴有疼痛	
肠子进入阴囊里	及时就医，在医生指导下进行治疗
阴囊积水	及时就医，在医生指导下进行治疗
精索静脉曲张	及时就医，在医生指导下进行治疗
睾丸癌	及时就医，确诊后在医生指导下进行手术治疗、放射治疗和化学治疗的单独治疗和综合治疗

米 这些征兆需警惕

- 睾丸原本平滑的表面上感觉有肿块或突起；

- 阴囊内有种沉重或拖坠的感觉；

- 睾丸和阴囊看起来比平常肿大；

- 阴囊产生红肿的现象；

- 睾丸持续肿大，但不疼痛；

- 全身乏力、行动不便，睾丸疼痛剧烈，或睾丸损伤肿大出血，都需及时就诊。

1 学会自检

对于男性而言，睾丸发挥着重要功能，可以产生精子、分泌雄激素，促进第二性征的出现和其他性器官的发育。阴囊里最重要的组织有睾丸、附睾和精索。

男性应该跟女性自检胸部一样，日常学会自检睾丸。比如检查睾丸有无肿大、质地如何、轻压时有没有疼痛不适、睾丸表面有没有不规则的硬块等。

如何自检：

●洗澡后检查睾丸

洗完澡后，男生自然站起来，可用手掌托起阴囊，体会它的大小与重量。可以用手轻轻捏住睾丸，再轻轻转动，体会它的大小、光滑程度、有无硬块，并且要注意判断左右两侧的睾丸大小、高低是否一致。若发现有肿块，或阴囊敏感度有任何增加，或皮肤有改变，都应及时就诊。

●判断有无触痛感

正常睾丸是没有触痛感的。如果睾丸短期内增大却无触痛感，需警惕睾丸癌；如果睾丸按压时有触痛感，警惕睾丸炎；如果阴囊增大但摸不到睾丸和附睾，警惕阴囊内有液体积聚。

●观察在静卧和站立时睾丸的感觉

精索静脉曲张的一个表现就是，久站和长时间步行时睾丸有坠痛感，但静卧时这个感觉会减轻。

2 饮食、生活

睾丸肿大在饮食上要注意摄取优质蛋白质、维生素以及锌、硒等微量元素，做到营养均衡。尽量少食用辛辣刺激的食物。

还需要注意个人卫生问题，每天做好生殖器官清洁，保证睾丸干燥，避免潮湿诱发多种炎症。应养成良好的生活习惯，如戒烟戒酒、避免有害物质接触、定期体检等。

关节肿胀

1 [疾病简介]

关节肿胀主要指关节周围肿胀，可伴有疼痛，一般是多种疾病的征兆。

关节是所有运动器官的组成单位，与人们的生活质量密切相关。对于中高龄人群而言，手指、膝、骨等部位关节疼痛、关节肿胀也很常见，对刚开始出现的关节肿胀不要忽视，应及时观察。

2 [致病原因]

❋ 膝关节肿

常见于中老年人，也可见于滑膜炎、膝关节骨性关节炎、类风湿性关节炎、前交叉韧带断裂、后交叉韧带断裂、半月板撕裂、化脓性关节炎，以及外伤所致的髌骨脱位、髌骨骨折、胫骨髁间棘骨折、胫骨平台骨折、股骨内外髁骨折等。

❋ 踝关节肿

常见原因为外伤导致，也不排除由于炎症感染或是滑膜炎等渗出性关节炎造成。

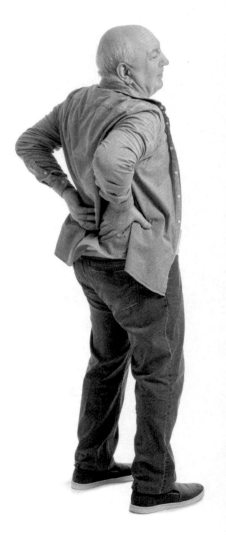

※ 肘关节肿

外伤、化脓性关节炎均可引起肘关节肿。网球肘是肱骨外上髁炎，常见于砖瓦工、木工等长期反复用力做肘关节活动者。

※ 中医讲关节肿胀

中医认为，关节肿胀多是因为身体虚乏，六淫之邪入侵机体，滞留关节造成的，属中医"痹症"范畴。

风、寒、暑、湿、燥、火属六淫之邪气，如乘虚侵入，人身体就会发病，称为邪气。而关节的肿胀疼痛多是因风、寒、湿三种邪气侵入人身而发生的。风气盛者为行痹，寒气盛者为痛痹，湿气盛者为着痹。三邪汇集于关节，引起经络闭阻，气血运行不畅，导致肌肉、筋骨、关节以酸痛、麻木、沉重或肿胀、变形、活动障碍为主要表现的疾病。

3 ▸ [疾病信号]

引起中老年关节肿大的常见原因有骨性关节炎、类风湿关节炎、痛风性关节炎、软组织劳损等疾病。

※ 膝关节骨性关节炎

这是中老年人群常见的慢性退行性关节疾患，65岁以上老年人中发病率很高。疼痛最为常见，而且与活动有关，初为活动痛，而后持续痛，晚期出现夜间痛，甚至痛醒。另外，因关节肿胀、变形、活动受限，有一定的致残率。

骨性关节炎多数由于中老年长期劳损、着凉，导致软骨退变、增生、钙化，引起手指关节肿大、畸形、活动受限。

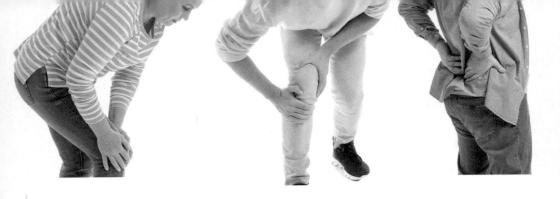

✳ 风湿性关节炎

中老年人身体免疫力低下，如果长期居住在阴冷潮湿的环境，容易引发风湿性关节炎，出现关节肿胀疼痛、晨僵等症状。

✳ 痛风性关节炎

日常饮食作息不规律，长期高嘌呤饮食，尿酸结晶在关节处沉积，以及吸烟饮酒、过度劳累、感染等情况均有可能导致痛风。发病后，中老年人关节部位会出现急性疼痛、红肿，以及发热、乏力、活动受限等症状。

✳ 软组织损伤

如果中老年长期劳累、着凉，引起手指等部位的软组织劳损、水肿、发炎，也可导致关节肿大。

✳ 关节滑膜炎症

随着年龄的增长，中老年的关节软骨中钙质流失，可能导致关节软骨更容易损伤，进而引发滑膜炎。此外，与运动过度、关节损伤、感染、免疫因素等也有关。

在滑膜炎症的刺激下，关节会出现炎性分泌物，导致关节腔内积液增多，出现关节肿胀的现象；并可能伴有膨胀性疼痛或隐痛、活动受限、皮肤温度升高等症状。

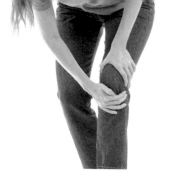
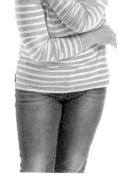
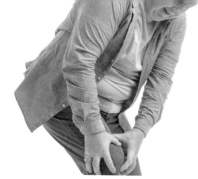

④ 健康支招

🔆 治疗要点

关节肿胀的治疗要点	
主要症状：关节周围肿胀，可伴有疼痛	
膝关节骨性关节炎	及时就医，在医生指导下进行药物、手术等治疗
风湿性关节炎	及时就医，在医生指导下服用双氯芬酸钠缓释胶囊、布洛芬缓释胶囊等药物缓解症状
痛风性关节炎	及时就医，在医生指导下降尿酸治疗和止痛药物治疗
关节滑膜炎	及时就医，遵医嘱使用药物进行治疗
软组织损伤	注意休息，及时就医，在医生指导下治疗

🔆 这些征兆需警惕

- 关节处肿胀持续时间长；
- 关节肿胀，同时有发热或打冷战的现象；
- 虽然患有关节炎，但这种关节肿胀不同于以往；
- 关节如果有损伤，就要立即就医。

日常护理小妙招

1 / 注意保暖

中高龄人群做好身体保暖是预防关节肿、疼痛的关键。如果室内外温差大，春季要捂，及时添加衣物，特别要注意关节处的保暖；夏季避免吹空调冷风、过食生冷以及睡冷地板等；秋冬更要注意保暖，及时添加衣物。平时多晒太阳。

晨起后行温水浴或用热水浸泡僵硬肿胀的关节，而后活动关节，可减轻晨僵程度。

2 / 多补充钙

35岁之后，身体的钙含量就开始慢慢地走下坡路，随着骨质的流失，中高龄更是骨质疏松的高发人群。除了必要时补充钙剂，中老年人可通过多晒太阳，日常饮食多摄入优质蛋白质、钙含量高的食物来补钙。

3 / 科学锻炼

平时坚持锻炼，但应避免做下蹲、负重、爬山等运动。运动量不是越大越好，以中低强度为宜，游泳、打太极拳、走路、慢跑等运动比较适合中老年人。

关节肿胀发作期间，不宜多运动，应多休息。当关节肿痛症状缓解，病情趋于稳定时，就可以逐渐恢复运动。

4 关节活动操

适度的关节伸展动作训练有助于促进血液循环与代谢，也能提升关节活动力，起到一定的保护作用。

●肩关节活动操

向前伸展双手，保持10秒；向上举起双手，双臂与地面呈垂直状态，保持10秒。

双手自然垂直，使得肩部与双臂在同一直线，保持10秒。

向前合拢双手，恢复双手向前平伸状态。

上述动作重复10次，每天操作2次。

●肘关节活动操

伸直及向前交替屈曲双肘关节，关节活动范围达最大功能活动度，时间为5分钟，每天2～3次。

●腕关节活动操

按顺时针、逆时针缓慢旋转腕关节各5圈，时间为5分钟，每天2～3次。

●手指关节活动操

在关节活动度范围内进行手指弯曲训练。时间为5分钟，每天2～3次。

●直腿抬高操

仰卧在床上，直腿抬高15°左右，不宜过高。开始时一次只能持续几十秒至数分钟，练习一段时间后，逐步争取达到10分钟，用脚挑起一个枕头，增加力量，继续练习，每天2～3次。

●伸懒腰操

仰卧在床上，尽可能向上伸臂，向下伸腿，舒展腰部，做左、右侧弯活动，犹如伸懒腰，反复10次，每天3遍。

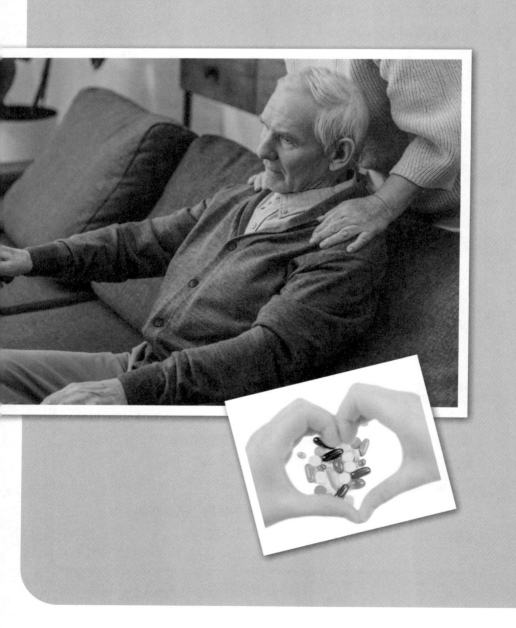

第三章

出血——
身体健康的"红色预警"

人体血液的凝固能力和维持血液正常流动的液体

都是平衡地并存在血液中的。

如果身体部位有出血问题，出现不明原因的出血，

可能是身体预警的红色信号，

尤其是患有心血管、高血压等疾病者。

血流不止

1 [疾病简介]

血流不止更多的是一种凝血功能障碍，指凝血因子缺乏或者功能异常所导致的一类出血性疾病，主要分为遗传性和获得性。

遗传性凝血功能异常一般指单一的凝血因子缺乏，常有家族史。多在婴幼儿期就具有出血症状。

获得性凝血功能异常很多见，常伴有多种明显因子的缺乏，多数在成年以后才发病。

2 [致病原因]

血流不止的原因跟外伤、血小板数量异常、凝血因子功能障碍、血管壁因素等有关。

❋ 外伤

当患者遭受重大外伤时，如高空坠落、车祸等，可能会导致大血管破裂，凝血机制无法完全止血，引起大出血。受伤后血液不容易凝结，小伤口也会血流不止。

❋ 血小板数量异常

常见于再生障碍性贫血、急性白血病、骨

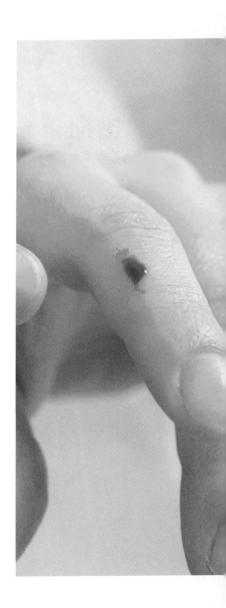

髓增生异常综合征等血液疾病，导致骨髓造血功能低下，血小板数量减少，从而发生出血。若血小板数量正常，但功能异常时，也可能会导致流血不止的情况。

☀ 凝血因子功能障碍

如先天性血友病，甲型或乙型均属于凝血因子缺乏，不能执行正常凝血功能。

☀ 血管壁因素

过敏性紫癜由于血管壁功能异常，会引发流血不止的情况。

☀ 脏器异常

人体凝血因子主要是肝脏合成，如果肝脏出现问题，可能导致合成凝血因子功能下降，脾功能亢进可能导致血小板降低，引起凝血功能降低，在受到外伤等因素的刺激下，可能会导致出血不止。

肝硬化可导致患者凝血因子活动度下降，鼠药中毒也会影响凝血因子活动度，在严重弥散性血管内凝血状态下，也可能出现凝血功能障碍，从而导致流血止不住。激素失调，或由感染、溃疡或胃炎引起的内部血管损伤，也可能导致血流不止。

☀ 药物引起

出血不止还有可能是因服用某些药物引起，比如抗血小板聚集药的阿司匹林等，可能影响血小板聚集，导致机体出血不止；应用华法林、肝素钙等防止静脉血栓、肺栓塞，以及心脏瓣膜术后，或心房纤颤引起的栓塞等药物，可以抑制维生素K参与的凝血因子在肝脏的合成，造成患者出血不止；还有的也可能因为服用止痛剂引起的。

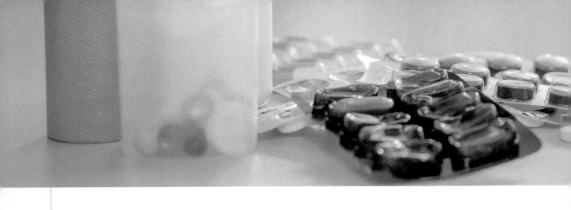

3 ▸ ［疾病信号］

❋ 过敏性紫癜

属于常见的血管变态反应性疾病，个体发生变态反应，导致毛细血管通透性、脆性增加，出现出血不止。症状主要为皮下出血点，当消化道黏膜或腹部毛细血管受累时，会出现呕血、便血、腹痛等症状。

❋ 病理性黄疸

如果患有黄疸，胆汁无法进入肠道，肠道细菌合成维生素K_1无法被肠道吸收。维生素K_1缺乏，凝血因子就会缺乏，导致出现外伤时出血不止。

❋ 白血病

由于白血病细胞在骨髓内过度增殖，造成正常血细胞产生受到抑制，引起机体内血小板数量减少，可能出现机体各部位出血。

❋ 弥散性血管内凝血

凝血系统被异常激活，在血管内引起凝血，凝血因子被大量消耗，当机体出血后，容易出现出血不止的情况。

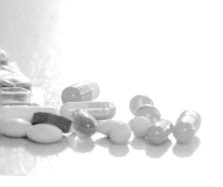

4 [健康支招]

✵ 治疗要点

血流不止的治疗要点	
主要症状：凝血因子缺乏或者功能异常所导致的一类出血性疾病	
凝血功能异常	及时就医，在医生指导下进行维生素K、酚磺乙胺等药物治疗
血管外伤	用手或干净的布按压或包扎出血的伤口，及时就医，在医生指导下进行压迫止血、手术缝合等治疗
白血病	及时就医，在医生指导下进行治疗
血小板减少症	及时就医，在医生指导下进行治疗
药物引起	先停药物，及时就医，在医生指导下查清病因治疗

✵ 这些征兆需警惕

- 血液是喷溅出来的，且流血不止，可能是动脉血管破裂；
- 受伤后血流不止，贫血、晕眩，身体抵抗力差，及时上医院做血液化验；
- 受伤时不停地大量流血，血液不容易凝结。

1 / 紧紧压住

用一块干净的布紧紧压在伤口上。压力会封住破裂的血管，同时让血凝块加速形成。等血止住10分钟后再移开，接着用水清洗伤口，涂上抗生素药膏。

2 / 深呼吸

血会触发某些人的恐慌反应，做几个缓慢深沉的呼吸，能缓和恐惧情绪，甚至还能加快伤口愈合凝结。

3 / 小心尖锐物品

为了保险起见，在使用诸如树篱、剪刀等尖锐的工具时应戴上保护手套。即便你随身携带了创可贴，在操作锐利的工具时也要小心谨慎。

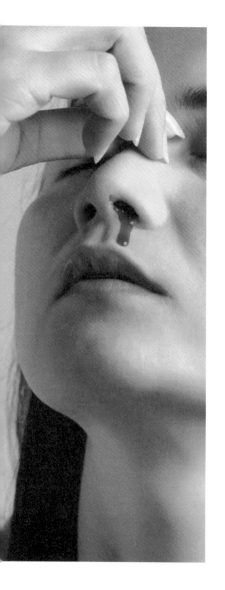

鼻出血

1 ［疾病简介］

鼻出血指鼻腔及周围组织的血管破裂，血液向前经鼻孔流出或向后流入口咽部。

鼻出血多出现在鼻中隔前下区，其次为下鼻甲前端。多为单侧，也可出现双侧鼻出血。它也是许多疾病的常见症状之一。

出血量多少不一，轻者仅为涕中带血，鼻腔有几滴血流出或在回缩的鼻涕中混有一些血丝、血块；重者则出血量较多，来势凶猛，甚至可因出血过多而引起失血性休克，反复鼻出血可导致贫血。鼻出血的症状有轻有重，不可忽视。

2 ［致病原因］

鼻腔是呼吸道的门户，容易受到病菌和外伤的侵袭。鼻中隔前下部位处有扩张的血管形成血管丛，称为鼻中隔易出血区，血管丰富且浅表曲折，敏感且脆弱，很容易导致鼻出血。

除了鼻部局部损伤、炎症、溃疡、肿瘤和静脉曲张等，血液病、肝肾功能不全、传染病、心血管病都可以引起鼻出血。

中老年人反复鼻衄者，应注意排除鼻咽部肿瘤。

❋ 鼻腔血管直接损伤

如果鼻腔黏膜干燥，又有炎症，就会经常因鼻腔干燥、挖鼻孔等刺激损伤黏膜而致出血。鼻中隔偏曲患者更容易出血。

此外，因为外伤、异物等破坏正常鼻腔黏膜，也可致鼻腔血管破裂出血。

❋ 血管功能异常

如果患有高血压、动脉粥样硬化、维生素缺乏，可使血管壁脆性增加，容易破裂出血；肿瘤的生长也会侵犯血管，引起破裂出血。

❋ 凝血功能异常

患有再生障碍性贫血、白血病，一些毒物引起的中毒、肝功能衰竭、维生素K缺乏等情况，均可引起血小板生成减少、凝血因子减少，凝血功能异常，从而导致鼻出血。

❋ 中毒

一些磷、汞、砷、苯等化学药品及药物中毒，可破坏造血系统的功能，引起鼻出血。长期服用水杨酸类药物，可致凝血酶原减少而易出血。

❋ 中医讲鼻出血

中医上称鼻出血为鼻衄，多由肺热胃火、肝阳上亢、虚火上炎等原因引起，致血热妄行而发为鼻衄，尤以肺热、胃热、肝火为常见，与肺、胃、肝、肾、脾的关系较密切。还有可能由正气亏虚、血失统摄引起。

肺经热盛

点滴渗出，色鲜红，量不甚多，伴鼻塞、咳嗽或有发热。舌质偏红。

胃火炽盛

鼻中出血量多，色深红。身热、口渴、便秘，鼻腔黏膜充血。舌红，苔黄。胸胀气闷，急躁易怒。

肝火上炎

鼻量多，血色深红，多起于恼怒之后，头痛头晕，口苦咽干，胸胁苦满。舌红，苔黄。

阴虚火旺

量少，口干咽燥，头晕眼花，手足心热，耳鸣，心悸，失眠，五心烦热。舌红，苔少。

脾不统血

量少，色淡红，鼻黏膜色淡，面白肢冷，大便溏薄，饮食减少，神疲懒言。舌淡，苔白。

③ [疾病信号]

鼻出血可由鼻子本身疾病引起，亦可由全身疾病所致，不可轻视。

❋ 鼻部炎症

除了鼻出血，还可能伴有流涕、发热、头痛、烦躁、嗜睡等症状。比如急性鼻炎、鼻窦炎、干燥性鼻炎、萎缩性鼻炎、鼻硬结症等。

❋ 鼻咽癌

如果鼻涕中反复出现血性分泌物，呈鲜红色，或是痰中带血丝时，很可能是鼻咽癌的早期征兆。如果出现反复持续的鼻出血且不断加重，同时伴有头疼、耳鸣、听力减退、耳堵、脖子处淋巴结肿大等症状，需要引起警惕。

✳ 鼻腔新生物

鼻腔、鼻窦中的很多新生物可引起鼻出血，比如血管瘤、鼻咽纤维血管瘤、出血坏死性息肉等。除了出血，还可伴有疼痛、进行性鼻塞、面部畸形、头痛、复视、贫血等症状。

✳ 出血倾向的传染病

除鼻出血外，还可伴有发热、皮疹、咳嗽、喷嚏等症状，比如出血热、麻疹、流感、猩红热等。

✳ 心血管系统疾病

当情绪激动、过度兴奋时可诱发鼻出血，尤其是患有高血压、血管硬化的中高龄人群。可能累及脑血管，有头痛、头晕、感觉和运动功能障碍；累及四肢血管，可有肢体麻木、疼痛、运动功能障碍、肿胀等。

✳ 肝功能异常

肝硬化、肝癌等肝功能失代偿后发生鼻出血，还会有消化不良、腹胀、腹痛、下肢水肿等症状。

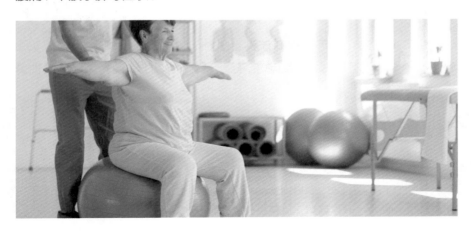

4 [健康支招]

❋ 治疗要点

鼻出血的治疗要点	
主要症状：鼻腔及周围组织的血管破裂，血液向前经鼻孔流出或向后流入口咽部	
鼻部受伤或受到刺激	一般可自动止血，无需担心
高血压	及时就医，在医生指导下进行治疗。如果血压正常，要查血液功能
鼻部息肉、肿瘤	及时就医，在医生指导下进行治疗
鼻部炎症	及时就医，在医生指导下进行治疗
鼻咽癌	及时就医，在医生指导下查清病因治疗

❋ 这些征兆需警惕

- 鼻子大量出血，紧捏鼻子5分钟之后仍未止血；

- 服用阿司匹林者出现鼻出血要警惕，及时就医；

- 高血压病、糖尿病或其他血液凝结疾病的患者，要查清病因；

- 流鼻血时，有血液逆流到喉咙而不是流出鼻，要及时就医查清病因。

1 / 及时止血

鼻出血时，不要过度紧张，应采取紧急止血措施：

用棉花或软纸塞入鼻孔，也可以用手捏住鼻子，堵住出血部位，轻压一会儿看是否能止住。如有云南白药、凝血酶等外用止血药，也可以蘸上一些止血，还可以在头额部敷上冷水浸过的毛巾。

止血时，头部稍向前倾，面向下张口呼吸，或躺下把头垫高，这样流出的血会积存在鼻腔前方，对出血点有压迫作用，利于止血。

切记不要把头向后仰，以防血液沿咽后壁流入口咽喉，或咽到胃里（血液不能咽到胃里，否则会刺激胃黏膜而引起呕吐）。如果止不住血，尽快上医院急诊。

2 / 保持湿润

如果秋冬日常鼻部太过干燥，可以使用水鼻喷剂等，使鼻腔内的黏膜保持湿润，随时保湿。在卧室或办公室中也可以使用加湿器。气候干燥时，多喝水。

3 / 减少抠鼻动作

当鼻子止血后，千万不要再挖鼻子或刺激鼻子了，否则可能会结痂松脱，造成鼻子再度出血。

4 / 少食辛辣刺激食物

经常鼻出血者，应尽量避免辛辣刺激的食物，戒除烟酒，以免滋生火热。可多食蔬菜、水果等食物，少食性热的食物，如羊肉、姜等。

唾液带血

1 [疾病简介]

人的唾液通常是无色、黏稠状的。当人体出现病变时，唾液中就可能会出现红色的血丝或者锈色的血块。

2 [致病原因]

唾液中带血的诱发原因比较复杂，通常有以下几种情况：

吃太坚硬或尖锐的食物，造成舌头表皮或口腔黏膜受损，引起局部血管破裂，血液和唾液混合一起时，唾液中就会有血丝。

呼吸系统部位被感染，受到刺激，或有充血情况。

心血管疾病。

口腔疾病。

血液病和某些急性传染病。

3 [疾病信号]

唾液中带血也是许多疾病的先兆，多与口腔、肺部疾病有关，不可大意。

☀ 口腔疾病

患有牙周炎、增生性龈炎、坏死性龈炎、牙龈毛细血管瘤、牙龈癌等口腔疾病，因为炎症的刺激，常会牙龈出血，血液与唾液混合时，唾液里就会带血。如果口腔内有血管瘤，由于血管瘤破裂，也会有出血的症状。

※ 肺部感染

如果肺部被感染，比如慢性支气管炎，就会出现唾液或者痰中有血丝的症状。

※ 肺栓塞

如果突然深呼吸时，胸口一侧疼痛，或者一侧小腿有抽筋的疼痛感，唾液中血液为鲜红色，且量多，一两天后，唾液中带血颜色变深，同时呼吸急促，甚至心悸，脚肿、疼痛，可能患有肺栓塞。

※ 支气管疾病

支气管扩张症、慢性气管炎、支气管肺癌等疾病均会有唾液中带血的症状。一般容易造成局部毛细血管破裂，会有血丝或血液，吐出的唾液中会带血。

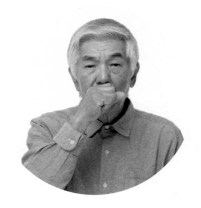

※ 肺癌

如果年龄超过40岁，唾液带血，有相当长的吸烟史，又伴有咯血、较长时间的慢性咳嗽，可能是肺癌。

※ 心血管疾病

如果剧烈咳嗽后，咳出来的痰带有血，考虑是患有心血管疾病，因为心脏衰退而造成胸部充血，为了呼吸畅快，就必须使劲咳嗽。

4 [健康支招]

❋ 治疗要点

唾液带血的治疗要点	
主要症状：唾液中出现红色的血丝或者锈色的血块	
肺癌（40 岁以上的长期吸烟者）	及时就医，在医生指导下进行治疗
口腔疾病	及时就医，在医生指导下进行消炎、手术等治疗
肺部栓塞	及时就医，在医生指导下进行治疗
肺部肿瘤	及时就医，在医生指导下进行治疗
心脏疾病	及时就医，在医生指导下查清病因治疗

❋ 这些征兆需警惕

- 早起时唾沫带血，考虑是由于口腔内出血造成的，需警惕口腔各种疾病；
- 唾液中血液为鲜红色，且量多，伴有心悸、咯血等；
- 唾液带血颜色变深。

1 白果扒草菇（止咳化痰）

原料：白果15克，草菇450克，陈皮6克，姜丝10克，葱花、盐、味精、香油、食用油各适量

做法：

1.将草菇洗净，切片；白果去皮泡发好；陈皮泡后切成丝。

2.锅内加少许底油，下葱花、姜丝爆香后，下入陈皮和草菇翻炒。

3.加入白果，调入盐、味精、香油，翻炒均匀即可。

2 复方菊花茶（清热润肺）

原料：金银花21克，菊花、桑叶各9克，杏仁6克，芦根30克（鲜品加倍），蜂蜜适量

做法：

1.将金银花、菊花、桑叶、杏仁、芦根用水略冲洗。

2.放入锅中，用水煮开后将汤盛出。

3.待凉后加入蜂蜜即可。

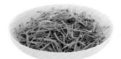 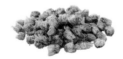

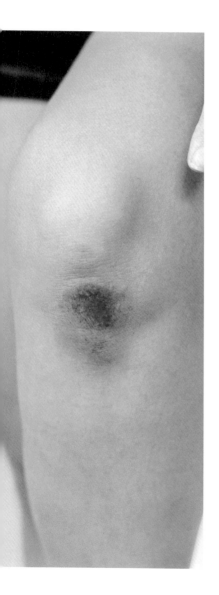

皮下出血

① [疾病简介]

皮下出血指皮下出现瘀点、紫癜、瘀斑或血肿等症状。

- ▸ 小于2毫米称为瘀点；
- ▸ 3~5毫米称为紫癜；
- ▸ 大于5毫米称为瘀斑；
- ▸ 片状出血并伴有皮肤显著隆起称为血肿。

② [致病原因]

❋ 皮下出血的原因

皮下出血的原因包括小血管损伤、血管弹性下降、机体止血或凝血功能障碍等。当皮下小血管受到挤压损伤，血管壁不能正常收缩止血，就会引起皮下出血；患有血小板、凝血功能障碍，血管破损处不能正常形成血栓堵塞伤口时，也可以引起皮下出血。

此外，还与一些药物、疾病有关。

老年人由于血管弹性下降，也会引起皮下出血。

女性月经期、服用某些药物，导致机体正常凝血受到抑制。这些药物包括抗凝剂、阿司匹林、奎宁成分、抗生素、利尿剂等。

一些全身性疾病及某些血液系统疾病患者，在轻微碰撞或没有任何诱因下也会出现皮下出血现象。

❋ 中医讲皮下出血

中医学称皮下出血为紫癜、紫斑，主要以血液溢于皮肤、黏膜之下，出现瘀点、瘀斑，压之不褪色为其临床特征。常伴鼻衄、齿衄，甚则呕血、便血、尿血。

紫癜以病在血分为主，有虚实之分。外因为外感风热之邪，湿热挟毒蕴阻于肌表血分，迫血妄行，外溢皮肤孔窍，以实证为主；内因为素体心脾气血不足，肾阴亏损，虚火上炎，血不归经所致，以虚证为主。

③ ─ [疾病信号]

通常受轻微伤引起的皮下出血，无需过度担心。但若皮下出血突然发生，而且持续不退，就需要警惕，可能是其他疾病的信号。

❋ 白血病

如果在极轻微的碰撞下就产生瘀青，可能患有凝血功能不足的病症。如果轻微的外伤就会造成皮下深层部位出血，那么可能患有白血病。

❋ 病毒感染性疾病

血小板是血液凝固需要的重要成分，如果感染了病毒性疾病，会降低血液中血小板的数量，可能会造成皮下出血，引起内出血。

除了皮下出血如瘀点瘀斑外，还可能伴有发热、乏力、头痛、呕吐、腹胀、腹痛、全身不适等症状；如果伴有烦躁不安、尿量减少、血压下降、四肢厥冷、昏迷、心率加快、淋巴结肿大等，要警惕，可能出现感染性休克。

※ 肝部疾病

常常皮下出血且出现黄疸症状，可能是肝脏部位的疾病造成。肝脏功能异常就无法分泌足够的维生素K，使血液正常凝固，极易造成出血。

1

○ **肝硬化**

除了皮下出血，可能伴有鼻出血、紫癜、乏力、腹胀、黄疸、腹水、肝掌、蜘蛛痣、面色暗、下肢水肿等症状。

2

○ **肝功能衰竭**

主要为皮肤黏膜瘀点、瘀斑，可能伴有鼻腔、牙龈和消化道出血，腹胀、消瘦、乏力、精神不振、皮肤黄等情况。

3

○ **维生素K
缺乏症**

主要是皮肤或黏膜出血，可能伴有皮肤紫癜、瘀斑，以及鼻出血、牙龈出血、呕血、黑便、血尿等出血表现，重者可致颅内出血。

※ 皮肤老化

老年人的腿部、手臂皮下有时会出现紫斑点，因为皮肤老化后失去原有脂肪层的保护，导致皮肤下血管更容易受伤而发生出血症状。但发生皮下出血的部位并不表示该处同时也有内出血的现象。

※ 再生障碍性贫血

会出现不同程度的皮肤出血，主要表现为出血点或大片瘀斑，可能伴有口腔黏膜、鼻黏膜、牙龈及眼结膜出血等，以及呕血、便血、血尿、阴道

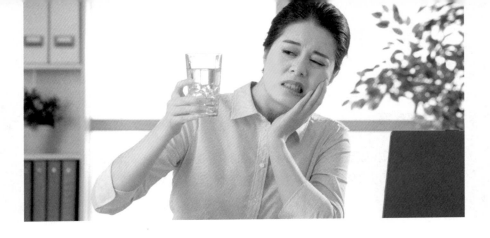

出血或颅内出血等。同时还可伴有贫血、感染相关症状，如头晕、乏力、心悸、皮肤苍白等。

✳ 血管性血友病

主要是鼻黏膜出血、牙龈出血、皮肤瘀斑等症状。出血可随年龄的增长而逐渐减轻。

✳ 弥散性血管内凝血

如果严重感染，或做了恶性肿瘤等手术，可能出现皮肤、黏膜、伤口等处出血。严重者可发生内脏出血、颅内出血，甚至肺脏、肾脏、颅脑等多脏器衰竭，休克。

如果同一个部位总是反复发生出血现象，考虑这些地方的血管是否有遗传性先天缺陷。如果出血现象发生在身体各个部位，可能是血液或血管的全面性异常所致。

✳ 库欣综合征

当肾上腺发生病变或脑部的垂体受损时，导致肾上腺分泌过多的可的松，而发生库欣综合征。如果长期服用可的松，也会使体内的可的松含量过高而造成出血，这些都可能形成紫斑。

4 [健康支招]

✷ 治疗要点

皮下出血的治疗要点	
主要症状：皮下出现瘀点、紫癜、瘀斑或血肿等症状	
受伤	一般可自动止血，无需担心。出血多的要及时止血
过敏反应	及时就医，在医生指导下进行抗组胺剂、类固醇治疗
病毒感染引起的凝血功能障碍	及时就医，在医生指导下进行治疗
药物	及时就医，确定后停止服用该药物，咨询医生寻找替代药物
皮肤老化	无需担心，加强锻炼
白血病	及时就医，在医生指导下进行治疗

✷ 这些征兆需警惕

- 一般的皮下出血并不需要特殊治疗，如果止血、凝血功能正常，可自行停止，短时间内人体会自然吸收；如果有少量的皮下出血，早期可以冷敷来减轻出血；

- 如果突然出现大范围皮下出血，且面积不断增大，伴有牙龈出血、鼻出血、月经过多、发热、贫血、呕血、便血、血尿等情况，及时就医；

- 伴有面色苍白、头晕、乏力、心悸等不适时，也需及时就诊；

- 皮下出血及瘀青现象反复发生；

- 有家族性血液疾病史；

- 皮下出血且出现黄疸症状；

- 出血现象一直不见好转，并有发热等现象。

日常护理小妙招

1 预防受伤

外伤或损伤是引起皮下出血的重要诱因，对于中高龄人群而言，随着皮肤老化、血管脆弱，一旦受伤，出血概率高，恢复慢，因此日常要预防受伤。

如果受伤引起皮下出血，应注意休息，24小时内忌热敷，忌涂药膏揉搓。遵医嘱使用云南白药气雾剂、三七片等药物活血化瘀。

2 预防药物引起

减少一些非必要药物的服用量，比如避孕药、阿司匹林等，都会造成血管的脆弱。

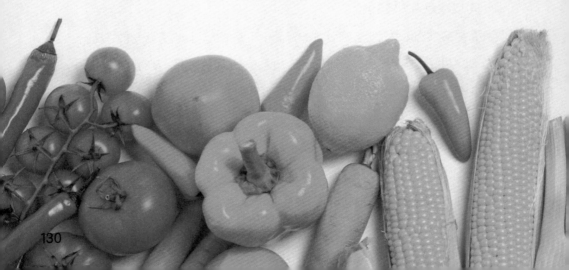

3 / 饮食注意

对于有家族性血液病史的患者来说，日常要极为谨慎，控制病情。积极补充营养，多吃鱼、肉、蛋、猪肝等营养丰富的食物，避免吃辛辣刺激性食物，增强抵抗力。

维生素C可以帮助稳定血管，增加血管的韧性。多吃一些富含维生素C的蔬菜和水果，比如苹果、猕猴桃、香蕉等。

4 / 远离变应原

过敏性紫癜可导致毛细血管脆性和通透性增加，血液外渗，出现皮肤紫癜，春、秋季节发病较多。如有确诊过敏原，应远离，减少刺激。尤其是鱼、虾、牛奶、鸡蛋等蛋白质过敏，细菌、病毒、寄生虫感染等细菌感染，药物、花粉等刺激。

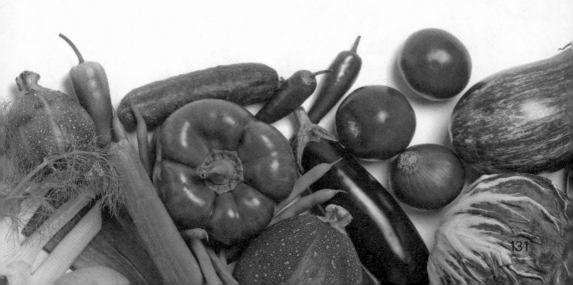

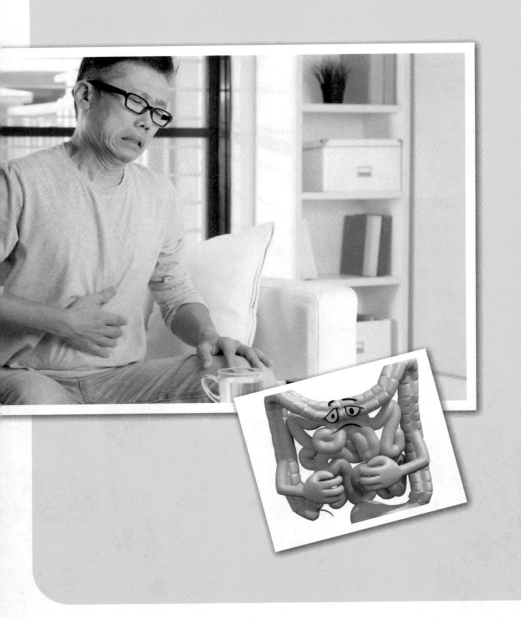

第四章

排泄物——
身体疾病的"隐形秘密"

很多时候，体内有疾往往会发出各种各样的信号，及早发现，才能及时治疗，

避免小疾病不断发展变成大问题。

其实，从日常的排泄物异常情况也可以发现身体的疾病。

那么，有哪些特殊表现要引起重视呢？

便秘

1 [疾病简介]

便秘指大便秘结不通或排便时间延长或虽有便意但排便困难的一种症状。主要表现为排便次数减少（每周少于3次）、粪便量减少、粪便干结，常伴有排便困难感，比如排便费力、排出困难、排便不尽感、排便费时、需辅助排便等。

便秘是中高龄人群中常见的疾病之一。有调查显示，60岁以上的老年人中经常发生便秘者占28%~50%。

便秘有轻有重，有暂时性便秘，也有慢性便秘（持续3个月以上），切勿滥用泻药。只要无不适感、有规律性，即使几天才排一次便，也并无大碍，但若便秘带来了难受或危害，则要警惕。

便秘一般分为器质性便秘、功能性便秘。前者多由疾病引起，后者多因精神、药物、生活饮食、排便习惯、精神状态引发。

2 [致病原因]

全身性病变、结肠运动功能紊乱、年老体虚、生活饮食不当、精神心理因素、滥用泻药等均可引起便秘。

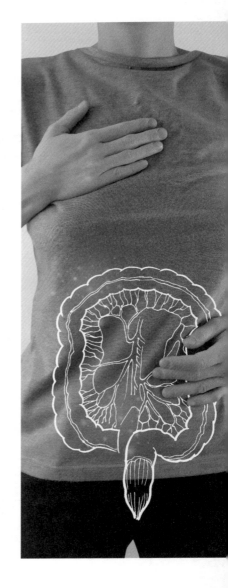

✳ 年龄因素

中高龄人群便秘患病率高，跟年龄逐渐增大有很大关系。

唾液腺、胃肠和胰腺的消化酶分泌随年龄增长而减少，食量和体力运动量明显减少，胃肠道分泌消化液不足，蠕动减弱，加上腹腔及盆底肌肉乏力，肛门内外括约肌功能减弱，直肠敏感性也会下降。久之，食物在肠内停留时间长，水分过度吸收，引起便秘。

✳ 生活、饮食习惯不当

如果长期吃精细化食物，尤其是卧床病人，饮食过于精细、简单，膳食纤维、液体量摄入不足，活动减少，粪便体积缩小，黏滞度增加，肠内运动减慢，水分过度吸收而致便秘。

还有的人没有养成定时排便的规律习惯，致使排便反射受到抑制而引起便秘。

✳ 肠道病变

如果肠道发生病变，比如先天性巨结肠、炎症性肠病、外伤或肿瘤、疝、直肠脱垂、直肠内折叠等，可能导致功能性出口梗阻而引起排便障碍。

✳ 肛门疾病

痔疮、肛裂等肛管及肛周疾病也会引起便秘。

✳ 肠外疾病

脑梗死、截瘫、抑郁症、厌食、甲状腺功能异常、糖尿病、子宫内膜异位症、前列腺癌、尿毒症、帕金森病等均可能引发便秘。

✳ 滥用泻药

如果长期依赖使用泻剂，尤其是刺激性泻剂，会造成肠道黏膜神经的损害，降低肠道肌肉张力，反而导致严重便秘。因此，反复发生便秘时要及时就诊，查出病因，忌滥用泻药等药物。此外，阿片类镇痛药、抗胆碱类药、抗抑郁药、钙通道阻滞剂、利尿剂等药物也可能引起便秘。

✳ 不能自主排便者

如果肥胖、不爱活动者，因长期卧床或乘坐轮椅，缺乏运动性刺激，需要依赖医护帮助引起便意的情况下，如病人有便意时，不能及时提供排便的机会，排便冲动消失，就不容易排便。

还有一些高龄老人因老年性痴呆或精神抑郁症可能失去排便反射，引起便秘。

中医认为，便秘多由患者体内气血虚弱、阴寒凝结、气机瘀滞所致。

✳ 功能性便秘

病因主要有进食量少、食物中缺乏纤维素或水分、精神紧张、过度疲劳、生活规律改变、不良排便习惯、活动少、滥用泻药等。

✳ 中医讲便秘

中医学上将便秘分为热秘、冷秘、气秘、虚秘（又分为气虚秘、血虚秘、阴虚秘、阳虚秘）。通过按摩相关穴位可达到治疗便秘的不错效果。

热秘	冷秘
大便干燥、腹胀、腹痛、口干、口中异味大、心烦、小便短赤。	大便困难、腹痛伴抽搐感、腹胀、手足冷、打嗝或恶心。

血虚秘

　　大便干燥、面色无华、皮肤干、头晕、心悸、唇舌色淡。

阳虚秘

　　大便困难、小便清长、手足冷、腰膝酸冷、腹冷痛。

阴虚秘

　　大便干燥、潮热、盗汗、心烦、口干。

气秘

　　大便干结不甚，但肠鸣音较重、排气多、大便解时费力、便后不爽，可伴有嗳气、上腹部胀痛。

气虚秘

　　大便困难、便后乏力，平日少气、乏力、神疲。

3 ［疾病信号］

　　一般便秘并不是什么疾病，通过调节饮食、增加运动等可以有所改善。但有些反复便秘则可能是某些疾病的诱因和征兆。

❈ 功能性便秘

　　主要症状有便意少，便次也少；排便艰难、不畅，有排便不净感；大便干结、硬便；便秘伴有腹痛或腹部不适。部分功能性便秘患者还伴有失眠、烦躁、多梦、抑郁、焦虑等精神障碍。

❈ 器质性疾病

　　长期便秘可能是患有痔疮、肛裂等病。

　　如果中老年人有便秘症，并有高血压、冠心病患病史，过分用力排便时，可导致冠状动脉和脑血流的改变。由于脑血流量的降低，排便时可发生昏厥。高血压患者有可能发生脑出血。若是老年人冠状动脉供血不足者，甚至可能发生心绞痛、心肌梗死。

长期便秘还可能引发直肠癌和乳腺癌。

长期便秘还可能由于结肠肌层张力低下而发生巨结肠症。

用力排便时，腹腔内压升高可引起或加重痔疮，强行排便时损伤肛管，可引起肛裂等其他肛周疾病。

粪便嵌塞后会产生肠梗阻、粪性溃疡、尿潴留及大便失禁。

[健康支招]

✳ 治疗要点

便秘的治疗要点	
主要症状：大便秘结不通，或排便时间延长，或虽有便意，但排便困难	
排便习惯导致	一般可改善，自然排便，养成定时排便习惯，不要憋着
饮食习惯导致	一般可改善，改善饮食，多摄入粗纤维，多饮水
肠炎	及时就医，在医生指导下进行治疗
药物	及时就医，确定后停止服用该药物，咨询医生寻找替代药物
结肠息肉或肿瘤	及时就医，在医生指导下进行治疗
运动不足导致	一般可改善，坚持每日运动，老年人可慢走、快走等

✳ 这些征兆需警惕

- 久未排便，身体不适；

- 伴随腹痛、发热、呕吐、便血、食欲减退等症状；

- 大便次数越来越少，间隔时间延长；

- 患有高血压、心脏病、痔疮等疾病者。

日常护理小妙招

1 **穴位按摩保健**

● 脾俞穴

功效：健脾和胃，利湿升清

定位：在背部，当第十一胸椎棘突下，旁开1.5寸。

按摩：将拇指指腹放在脾俞上，适当用力按揉1~3分钟。

● 胃俞穴

功效：和胃健脾，理中降逆

定位：在背部，当第十二胸椎棘突下，旁开1.5寸。

按摩：食指、中指并拢，将两指指腹放于胃俞上，环形按揉3分钟。

● 支沟穴

功效：通便肠腑，清利三焦

定位：位于前臂背侧，当阳池与肘尖的连线上，腕背横纹上3寸，尺骨与桡骨之间。

按摩：将拇指指尖放于支沟上按压约150次，1~3分钟。

● 上巨虚穴

功效：理脾和胃，疏经调气

定位：位于小腿前外侧，当犊鼻下6寸，距胫骨前缘一横指（中指）。

按摩方法：将拇指指尖放于上巨虚上，微用力压揉约50次，1~3分钟。

2 **饮食调理**

增加膳食纤维食用量。膳食纤维在肠管中能吸收水分，增加粪便体积和重量，刺激肠蠕动，促进粪便排出。富含膳食纤维的食物有蔬

139

菜、水果和粗粮。麦麸、水果、蔬菜、燕麦、玉米、大豆等膳食纤维有利于预防便秘。

多喝水，尤其在夏季要注意及时补充水分，有利于软化粪便，促进排便。

忌食厚味辛辣食物，容易影响肠胃功能，加重便秘，如油炸食品、辣椒、花椒、大蒜、芥末等。

为了减小粪便与肠的摩擦力，建议每周吃一次红烧肉等含较多脂肪的食物，并搭配芹菜、腐竹、豆芽、香菇、上海青、虾皮、菠菜等粗纤维多的食物。

3 / 坚持体育锻炼

坚持锻炼对老年人便秘有很好的效果，可每日参加力所能及的散步、走路运动。每日双手按摩腹部数次，以增强胃肠蠕动能力。长期卧床病人应勤翻身，并进行环形按摩腹部或热敷。

4 / 养成良好的排便习惯

可养成定时排便的习惯，即使无便意，亦可稍等，以形成条件反射。同时，要营造安静、舒适的环境及选择坐式便器。

5 / 少用或不用泻药

便秘时先不要急用泻药来帮助排便，最终可能伤害结肠，反而导致便秘加重。防止滥用泻药。

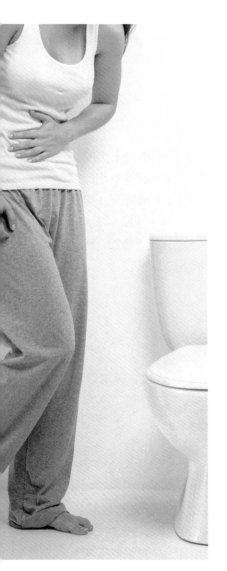

尿频、尿失禁

① [疾病简介]

❋ 尿频

一般情况下，正常成人白天排尿在4～6次，夜间0～2次。尿频指的是想排尿的次数非常明显增多，尿量又很少。严重者可几分钟一次，但尿量极少。

尿频一般指24小时排尿次数超过8次，夜间排尿次数超过2次，且每次尿量不足200毫升，可能伴有排尿不尽感。

❋ 尿失禁

尿失禁指膀胱内的尿不能控制而自行流出。老年人群更容易发生。很多人觉得尿失禁是自然衰老过程中不可避免的自然后果，但老年人尿失禁的原因也很多，并非完全是自然衰老所致。

② [致病原因]

人体的排尿装置主要包括膀胱逼尿肌和尿道括约肌。膀胱逼尿肌负责把膀胱内的尿液"挤"到尿道中去；尿道括约肌负责不让尿道中的尿液漏出。无论是尿频还是尿失禁，都与这两个排尿装置有关。

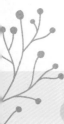

✳ 尿频原因

尿频可以是生理性、精神神经性的，也可以是许多疾病的症状之一。导致尿频的原因较多，包括饮水过多、炎症、异物、精神因素、病后体虚、寄生虫病等。

1

○ 炎症刺激

当膀胱有炎症时，尿意中枢处于兴奋状态，产生尿意，同时合并有尿量减少。因此，尿频是炎症的重要症状，比如急性膀胱炎、结核性膀胱炎、前列腺炎、尿道炎、肾盂肾炎、外阴炎等。

3

○ 神经源性膀胱

一些脑部肿瘤、帕金森病、脊髓病变等中枢、外周神经本身的病变，以及外伤、糖尿病、癌症侵犯、压迫神经组织等慢性病，都会导致控制排尿的神经正常生理功能异常，使膀胱逼尿肌反射亢进，引起尿频或急迫性尿失禁。

2

○ 尿路梗阻

男性前列腺位于膀胱出口的位置，当增生的前列腺压迫膀胱出口的尿道后，除了会引起排尿不畅、排尿困难之外，还会因残余尿量（每次排尿不能充分排出的尿液）增加，膀胱有效容量减少而出现尿频。

4

○ 非炎症刺激

比如尿路结石、异物，通常以尿频为主要表现。

5

○ 膀胱容量减少

如膀胱占位性病变、结核性膀胱挛缩或较大的膀胱结石等，或者女性的妊娠子宫、子宫肌瘤、子宫脱垂压迫膀胱，使其有效容量减少而致尿频。

✳ 尿失禁原因

○ 先天性疾病

有些人患有先天性的尿道发育不全，或者尿道有裂口、膀胱外翻、输尿管开口的位置不对、脐尿管瘘等，从而造成尿失禁。

○ 中枢神经系统疾患

如脑血管意外、脑萎缩、脑脊髓肿瘤、侧索硬化等引起的神经源性膀胱。

○ 手术创伤引起

一些前列腺切除术、膀胱颈部手术、直肠癌根治术、子宫颈癌根治术、腹主动脉瘤手术等，可能会损伤膀胱及括约肌的运动或感觉神经，造成短期或永久尿失禁。

○ 尿潴留

膀胱内积有大量尿液而不能排出，称为尿潴留。前列腺增生、膀胱颈挛缩、尿道狭窄等引起的尿潴留，可能导致尿失禁。

○ 不稳定性膀胱

膀胱肿瘤、结石、炎症、异物等引起不稳定性膀胱，可能导致尿失禁。

○ 女性绝经期后

雌激素缺乏引起尿道壁和盆底肌肉张力减退，女性绝经期后可能导致尿失禁。

○ 分娩损伤

女性因分娩使尿道括约肌和盆底肌肉损伤，可能导致子宫脱垂、膀胱膨出，这些也可能使括约肌功能减弱，导致尿失禁。

○ 衰老所致

因身体器官老化而产生的病症，会引起下尿路梗阻，如前列腺增生症、尿道狭窄等，引起尿失禁。

※ 中医讲尿频、尿失禁

○ 尿频

中医称为小便频数，属于临床症状之一，而不是特指某一类疾病。肾气虚、肾阳虚、膀胱湿热等多伴有此症。多因肾气不固、肾阴亏虚、肺脾气虚、湿热下注膀胱，导致机体水液排泄失常、膀胱失约引起。

肾气不固	肾阴亏虚
素体阳虚或久病伤阳，导致肾气不固、膀胱失约，引起小便频数，可伴随遗尿、小便失禁、面色白、头晕、耳鸣、气短、喘逆、腰膝无力等症状。	阴虚生内热影响膀胱气化，从而出现小便频数，伴随尿黄、眩晕、耳鸣、咽干、腰膝酸软、手足烦热、盗汗、大便干结、两颧发红等症状。
肺脾气虚	**湿热下注膀胱**
平时过量摄入生冷食物或过度劳累，导致肺脾气虚不能制下，膀胱失约引起小便频数，滴沥不尽，可伴随小便清长、口干、头晕、气短、少气懒言、四肢不温等症状。	湿热下注膀胱导致气化失司，无法约束膀胱而引起小便频数，伴随尿道灼热感、口干、小腹胀满、大便秘结、舌红、苔黄腻等症状。

○ 尿失禁

中医称为遗溺或小便不禁，主要症状为在清醒时小便自动流出或小便次数很多难以控制，往往是因为脾肾亏虚、肾气不固所致。

脾气亏虚	肾虚不固
脾气虚则脾气下陷，导致大小便失禁。主要表现为腹痛倦怠乏力、食少便溏、没有食欲、食量减少、舌淡苔白、脉沉缓。	肾虚则体内水液代谢紊乱，导致大小便失禁。表现有腰膝酸软、头晕耳鸣、舌淡、苔白、脉细缓等。

3 [疾病信号]

米 尿路刺激征

在炎症刺激下，往往尿频、尿急、尿痛同时出现。

米 前列腺炎

可引起尿道括约肌过度收缩，导致膀胱出口梗阻与残余尿形成，造成尿液反流入前列腺，引起排尿异常和骨盆区域疼痛等。

米 前列腺肥大

前列腺肥大又名良性前列腺增生，是一种中老年男性的常见疾病之一，会出现尿频、尿急、尿失禁、夜尿多、排尿困难等症状。

米 糖尿病

主要表现为多饮、多尿、多食，伴有消瘦、乏力。餐后两小时血糖≥11.1mmol/L即可确诊。

米 急性肾盂肾炎

主要表现为突然高热、寒战、头痛，可能有尿频、尿急、尿痛、血尿等症状，有明显的肾区压痛、腰部疼痛。

米 尿崩症

特点为多尿、烦渴、多饮、低比重尿或低渗尿，由于下丘脑-神经垂体病变导致的肾小管重吸收水功能障碍的综合征。

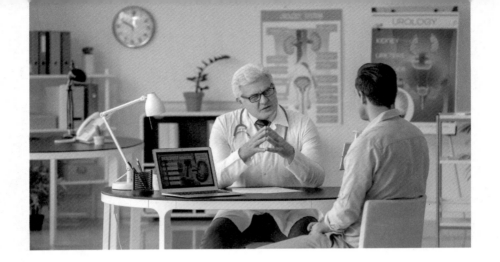

✳ 急迫性尿失禁

如果泌尿系统感染、膀胱逼尿肌过度活动，膀胱有效容量下降，从而导致急迫性尿失禁的出现。比如上尿路感染、下尿路感染、尿道炎、膀胱炎、肾盂肾炎、前列腺炎，膀胱结石、肿瘤、结核等疾病。

✳ 压力性尿失禁

老年女性高发，在活动后或增加腹压后，会出现不自主的尿液漏出现象，通常通过药物和手术可以得到缓解。原因就是受内分泌激素水平影响，尤其有过盆腔手术史等病史。

✳ 真性尿失禁

多见于外伤或盆底肌手术造成的尿道括约肌损伤，必要时需要尿道括约肌的人工植入方法进行改善。

✳ 充盈性尿失禁

充盈性尿失禁由下尿路梗阻导致的尿液潴留引起。

4 ［健康支招］

※ 治疗要点

尿频、尿失禁的治疗要点	
尿频主要症状：想排尿的次数非常明显增多，尿量又很少。严重者可几分钟一次，但尿量极少。 尿失禁主要症状：指膀胱内的尿不能控制而自行流出	
神经性尿频	放松精神，自我控制排尿习惯，避免产生自卑心理
妊娠期尿频	减少心理压力，也不可因尿频而减少饮水量
生理性尿频	放松心态，注意保暖，少食生冷食物和饮料
膀胱炎、尿道炎等感染引起的尿频	及时就医，在医生指导下进行治疗
急性肾衰竭多尿期	及时就医，在医生指导下进行治疗
前列腺肥大引起的尿失禁	及时就医，在医生指导下进行治疗
前列腺术后或骨盆部位放射线治疗导致神经或肌肉损伤引起的尿失禁	及时就医，在医生指导下进行治疗，一般难以痊愈
糖尿病并发症引起的尿失禁	一般无需治疗，控糖，严重者及时就医，在医生指导下进行治疗，必要时导尿
泌尿系统感染引起的尿失禁	及时就医，在医生指导下进行治疗
使用利尿剂引起的尿失禁	停止使用，一般可恢复
脑卒中引起的尿失禁	及时就医，在医生指导下进行治疗。康复后一般可转好

147

✳ 这些征兆需警惕

- 尿频伴有尿急、尿痛，需警惕尿道炎和膀胱炎；

- 伴有腰痛，可能为肾盂肾炎；

- 男性伴有腹股沟和睾丸胀痛，可能为急性前列腺炎；

- 伴有尿流突然中断，可能为尿道结石或膀胱结石；

- 尿频伴尿急、无痛性血尿，可能为膀胱癌；

- 尿频伴尿急、血尿，午后低热、盗汗、乏力，可能为膀胱结核；

- 尿频伴多饮、多尿和口渴，一般没有尿急尿痛的症状，可能为精神性多饮、糖尿病和尿崩症等；

- 尿频伴尿线细、进行性排尿困难，可能为前列腺增生；

- 打喷嚏、咳嗽或运动时，出现尿液不自主地由尿道外口漏出，可能属于盆底功能障碍性疾病；

- 不能有意识地控制排尿，出现尿急、尿频的情况。

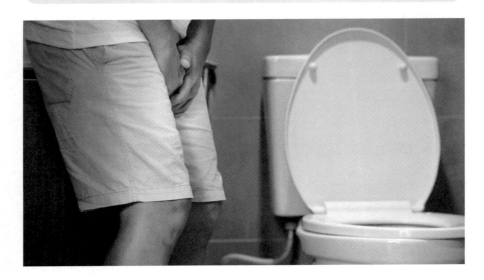

1 / 日常护理

对于女性压力性尿失禁，生育后要注意休息，少进行体力劳动或高负荷运动。每天应坚持做提肛运动5~10分钟。不要憋尿，最好在专业医生的指导下及时进行盆底康复训练。

日常要加强体育锻炼，积极治疗各种慢性疾病，适当参加户外活动，保持精神舒畅，保证充足的睡眠，可以改善尿频、尿失禁症状。

过度肥胖者发生尿失禁的概率比常人高，要通过合理饮食、锻炼等方式将体重控制在正常范围内。

如果发现阴道有堵塞感，大小便或用力时有块状物突出外阴，阴道分泌物有异味或带血、排尿困难、不顺畅，尿频或失禁、腰酸、腹坠等症状，要及时就诊。

尿失禁要定时用温水清洗会阴部，防止褥疮，随时保持皮肤清洁干燥。

对于精神因素引起的尿频，不要心理负担过大，可适当参加有利于身心健康的社会活动或集体活动等，以转移注意力，从而缓解症状。

由前列腺增生引起夜晚尿频的老年患者，注意情绪调节，改善睡眠，睡前避免过量饮水，可缓解夜尿增多情况。

若尿频症状严重，甚至发生频繁急迫性尿失禁，可考虑使用尿不湿，以避免尴尬情况发生。

尿频、尿失禁都要忌食寒凉、刺激性食品，戒烟限酒。晚上忌食赤豆、稀饭和西瓜等。

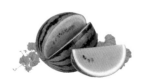

2 / **女性盆底运动操**

通过训练盆底的肌肉群，以达到强化盆底肌肉功能的功效。

●腹式呼吸

仰卧在垫子上，双手放在小腹上方，也就是肚脐眼下面的腹部位置。吸气的时候，腹部微微鼓起来，并且把手指往两边推开；呼气的时候，小腹微微往下沉，手指慢慢并在一起。这样的腹式呼吸重复10～20次。

●屈膝抬腿

仰卧在垫子上，保持头颈部放松，膝盖弯曲，双手放在腰椎下面，支撑骨盆的稳定。先收紧盆底肌和小腹的肌肉，慢慢抬起右腿膝盖到髋部正上方，保持盆底肌和腹部收紧，再慢慢把腿放下来。然后换另一条腿。双腿交替进行10组。

●侧上抬腿

侧卧在垫子上，眼睛平视前方，双腿伸直，下面一条腿略微外旋，脚掌踩住地板，保持支撑。上面一条腿慢慢抬起来，和髋部同高，尽量往外延长出去，好像你的脚很长很长。接着把手掌放在骨盆上方，再慢慢抬起腿，可以看到腿和腰部有一条折痕出现，然后有控制地把腿慢慢往下落，再抬起、再落下。重复10～20次。

血尿

1 [疾病简介]

血尿指含有一定红细胞的尿，尿液外观重者肉眼可见，轻者也可能看不到。

2 [致病原因]

☀ 血尿原因

多数血尿是泌尿系统疾病引起的，也可能是全身性疾病或泌尿系统邻近器官疾病所致。

外伤多是暴力伤害泌尿系统。平时运动少，突然加大运动量也可出现运动性血尿。

食物过敏、放射线照射、药物（如磺胺、酚、汞、铅、砷中毒，大量输注甘露醇、甘油等）等因素均可能引起血尿。

☀ 中医讲血尿

中医学认为，尿血的病位在肾与膀胱，病机主要是热伤脉络及脾肾不固。而热伤脉络之中，又有实热和虚热之分；脾肾不固之中，又有脾虚及肾虚之别。临床以清利湿热、滋阴降火、补益脾肾为主要治法。

3 ▸ [疾病信号]

❋ 炎症

急慢性肾小球肾炎、急性膀胱炎、尿道炎、泌尿系统结核、泌尿系统霉菌感染等。

❋ 结石

肾盂、输尿管、膀胱、尿道等任何部位有结石，移动时都可能划破尿路上皮，可能引起血尿，或继发感染。大块结石可引起尿路梗阻，甚至肾功能损害。

❋ 肿瘤

泌尿系统任何部位的恶性肿瘤或邻近器官的恶性肿瘤侵及泌尿道时均可引起血尿。

❋ 全身性疾病

比如败血症、流行性出血热、猩红热、丝虫病等感染性疾病，可以引起血尿。

白血病、再生障碍性贫血、过敏性紫癜、血友病等血凝障碍也常见血尿。

系统性红斑狼疮、皮肌炎、类风湿关节炎、系统性硬化症等疾病引起肾损害时，也会出现血尿。

痛风肾、糖尿病肾病、甲状旁腺功能亢进症等内分泌疾病也可导致血尿。

❋ 泌尿系统邻近器官疾病

急、慢性前列腺炎，精囊炎，急性盆腔炎或脓肿，宫颈癌，输卵管炎，阴道炎，急性阑尾炎，直肠和结肠癌等疾病，也会引起尿道出血。

4 ▶ [健康支招]

✳ 治疗要点

<table>
<tr><td colspan="2">血尿的治疗要点</td></tr>
<tr><td colspan="2">主要症状：含有一定红细胞的尿，尿液外观重者肉眼可见，轻者也可能看不到</td></tr>
<tr><td>受伤</td><td>损伤大，及时就医，康复后一般可治愈</td></tr>
<tr><td>剧烈运动后出现的血尿</td><td>一般无需特殊处理，注意休息，多饮水，可自行恢复。伴有全身肌肉、腰部剧烈酸痛时，要警惕横纹肌溶解的可能，需及时就医诊治</td></tr>
<tr><td>食物、药物等引起</td><td>无需特殊处理，停止进食这类食物和药物，多饮水，可自行恢复</td></tr>
<tr><td>泌尿系统疾病引起</td><td>及时就医，在医生指导下进行治疗</td></tr>
<tr><td>血液系统疾病引起</td><td>及时就医，在医生指导下进行治疗</td></tr>
<tr><td>免疫系统疾病引起</td><td>及时就医，在医生指导下进行糖皮质激素或免疫抑制剂治疗</td></tr>
</table>

✳ 这些征兆需警惕

- 尿呈红色或含有红色条纹或凝块，都要警惕；
- 血尿的同时，身体各部位也都肿起来；
- 伴有肾绞痛，需警惕可能是肾或输尿管结石；
- 伴有尿流中断，需警惕可能是膀胱和尿道结石；
- 伴尿流细和排尿困难，需警惕可能是前列腺炎、前列腺癌；
- 伴尿频、尿急、尿痛，需警惕可能是膀胱炎和尿道炎；
- 伴有腰痛、高热畏寒，需警惕可能是肾盂肾炎；
- 伴有水肿、高血压、蛋白尿，需警惕可能是肾小球肾炎。

日常护理小妙招

1 / 多饮水

如果出现血尿的情况，日常生活中要多喝水，有助于促进人体内的新陈代谢，并且还有助于冲洗尿道，对缓解血尿有一定的效果。

2 / 饮食清淡

要注意饮食清淡，多吃水果和蔬菜，避免吃辛辣刺激性以及虾、蟹、羊肉等发物，以免导致血尿的症状加重。

3 / 避免做剧烈的运动

如果是运动性血尿，避免突然做剧烈的运动。

4 / 饮食方

●茅根竹蔗水

白茅根50克，竹蔗250克，煎水代茶饮。适用于下焦湿热尿血。

●旱莲草煲瘦肉

旱莲草25克，猪瘦肉180克，共煎汤饮。适用于阴虚尿血。

●党参山药粥

党参25克，山药15克，阿胶10克，糯米200克，一同煮粥，粥煮熟后加入阿胶烊化，用白糖调味服食。适用于脾虚尿血。

●金樱子粥

金樱子25克，芡实10克，粳米80克。金樱子煎水取汁，与芡实、粳米共煮粥，加盐调味服食。适用于肾气不固尿血。

血便

① [疾病简介]

血便又名"便血""下血""泻血",指在粪便中出现血液或者血样便,颜色呈鲜红、暗红或黑色。还有一种粪便潜血中含有的血液肉眼看不到,只有化学方法才能检测出来。

② [致病原因]

❋ 血便的原因

血便多与消化系统疾病密切相关,比如食管胃底静脉曲张破裂、胃溃疡、痔疮、胃肠炎、胃肠道肿瘤、胃肠息肉、小肠出血、肿瘤、肛周疾病下血等。此外,还与消化系统以外的疾病,如传染病、血液病、中毒、寄生虫等有关。

❋ 中医讲血便

中医认为,血便乃肠中积热,或者脾气虚损,不能统摄血流所致。

肠道湿热

通常是暑湿热毒、饮食不节等湿热秽浊之邪蕴结肠道而成,常见表现为便血鲜红、腹痛不适、肛门灼热、小便短黄等症状。

脾胃虚寒

通常由饮食失调、过食生冷、久病、忧思伤脾等导致,常见腹胀、食欲不振、四肢不温、胃部隐痛、血便等症状。

风热肠燥

通常是气候因素、饮食不当等导致。常见大便带血、滴血或喷射状出血、肛门瘙痒等症状。

3 ［疾病信号］

轻微的短暂便血可能是普通消化系统出了问题，但如果是严重的长期便血，需引起警惕，有可能是重大疾病的征兆，尤其是年纪较大的人。

※ 肛门疾病

○ 痔疮

便血多鲜红色，附着于粪便表面，而不会和粪便混杂在一起，也有的是大便前后滴血，甚至会"喷射"血液。但是排便时没有下坠感，有时能看到肛门有突出物。血色鲜红无疼痛者，多见于内痔。

○ 肛裂

便血量较少，可能伴有肛痛，或便后周期性疼痛的情况。

○ 肛管癌

主要表现为便血及疼痛，疼痛于排便前加剧。

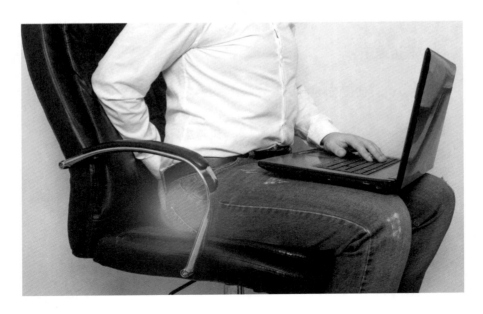

❋ 直肠疾病

○ 直肠癌

持续性、慢性带黏液的血便，常与粪便混杂在一起。通常会感觉便意频繁，却只能解出一些血或者黏液。伴排便不尽感，早期为鲜红或暗红，量不多，晚期大便中常有恶臭黏液。如果肿瘤离肛门比较远，便血的发生率就低。

○ 直肠息肉

主要症状是便血，呈间歇性，色鲜红，一般量不多，鲜血在大便表面附着，而不与粪便混杂。

❋ 结肠疾病

○ 结肠癌

多有顽固性便秘，大便次数增多，癌肿破溃时可使粪块外面染有鲜血或黏液，甚至排出脓液。

○ 结肠炎

结肠炎表现为排便时血粪混杂，多为糊状的软便，也会大便干结，还可能伴有腹痛。

❋ 细菌性痢疾

- 急性细菌性痢疾

  多表现为黏液脓血便，还会有腹痛、发热等症状。

- 慢性细菌性痢疾

  也会有脓血便，没有季节性特点。

- 阿米巴痢疾

  其大便呈酱红色，黏液多，且有恶臭味。

- 出血性大肠杆菌肠炎

  表现为急性起病，伴发热，腹泻，常以食物中毒形式起病。

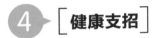

✳ 溃疡病

多有黑色柏油便，经常伴有上腹部疼痛和嗳气、泛酸、恶心呕吐等症状，甚至会呕吐出暗红色血块。

④ ［健康支招］

✳ 治疗要点

血便的治疗要点	
主要症状：粪便中出现血液或者血样便，颜色呈鲜红、暗红或黑色等	
鲜红色的粪便	多见于痔疮、肛裂、肿瘤、结肠炎，及时就医，在医生指导下进行治疗
黑色的粪便	多见于胃炎、消化性溃疡、胃癌、肝硬化，及时就医，在医生指导下进行治疗
红褐色的粪便	多见于肠炎、小肠肿瘤，及时就医，在医生指导下进行治疗

✳ 这些征兆需警惕

1 如果大便呈柏油状或黑色，要警惕是上消化道疾病。

2 如果血色紫红，混有黏液，并伴有恶臭，要警惕肠道肿瘤、直肠癌的可能。

3 如果便血呈鲜红色，且呈滴状附于大便的表面，要警惕是痔疮、肛裂、直肠癌的出血。

4 如果便血量小，肉眼不能发现，但便纸有少量血丝，要警惕是消化道出血或早期结肠癌。

少食用辛热、油腻食物，戒烟戒酒，多食一些具有清肠热、通便止血功能的蔬菜和水果。尽可能地减少排便的时间，以及下蹲、屏气等增加腹压的姿态，养成定时排便的习惯。

治疗便血的饮食

●猪肠槐花汤

猪大肠 200 克，鲜槐花 10 克，一起煮汤。

●红枣木耳汤

白木耳 10 克，红枣 15 克，把二者倒进适量的水里，用小火炖熟。

●无花果木耳猪肠汤

无花果50克，马蹄100克，猪肠400克，猪瘦肉150克，黑木耳20克，花生油、淀粉、盐各少许。

无花果、黑木耳泡发1小时、洗净；马蹄洗净、去皮；猪肠用花生油、淀粉反复去腥味和黏液，焯水。

把所有食材放入瓦煲内，煮沸后改用文火煲3小时，加盐调味即可。

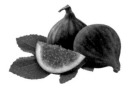
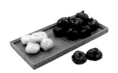

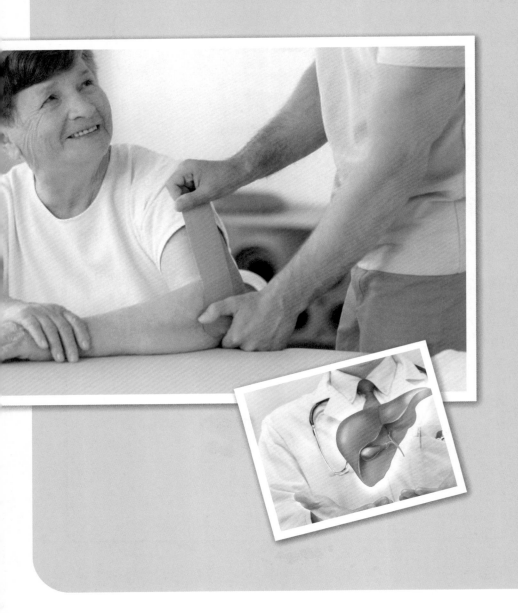

第五章

其他
不正常反应的身体信号

除了疼痛、肿块、出血、排泄物异常，
中高龄人群的身体还会出现心悸、吞咽困难、
视力障碍、皮肤异常等其他不适。
身体反复不适，就要及时找到原因，
因为这很可能就是身体给你的预警信号。

心悸

1 [疾病简介]

心悸实际上是自我感觉心脏跳动的不适感或心慌感。中高龄人群，尤其女性，很多人常感觉心慌、心跳不规则、胸闷气短、乏力、头晕等，跟个体的精神敏感性有很大关系。

因此，心悸又分为生理性心悸和病理性心悸。生理性心悸，比如强烈体力活动、精神过度紧张、大量吸烟、饮酒、饮浓茶或咖啡、妊娠等情况下，均可引发；病理性心悸则与疾病有关，如心脏疾病、贫血、甲状腺功能亢进、发热、睡眠障碍、低血糖等。

2 [致病原因]

※ 心悸原因

心率过快或过慢、心律不齐都会导致心肌收缩力的变化，引起心悸。

如果患有器质性心脏病，可导致心肌收缩力增强，或交感神经过度兴奋激活，也可引起心悸。

如果无心脏器质性病变，但自主神经功能紊乱，情绪波动剧烈时也可引起心悸。

运动、饮食、情绪激动、饮酒及服用药物等因素均会诱发或加重心悸。

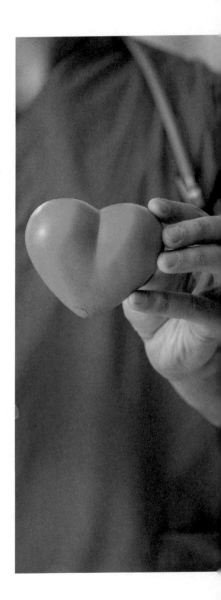

✳ 中医讲心悸

中医上的心悸，多因外感或内伤，致气血阴阳亏虚，心失所养；或痰饮瘀血阻滞，心脉不畅，引起心中急剧跳动，惊慌不安，甚则不能自已。常见于胸痹心痛、失眠、健忘、眩晕、水肿、喘证等疾病。

③ ▸ [疾病信号]

✳ 心律失常

○ 心动过速
窦性心动过速、室性心动过速、快室率的心房颤动或心房扑动等，均可发生心悸。

○ 心动过缓
窦性停搏、重度窦性心动过缓、慢室率的心房颤动或心房扑动等，由于心率缓慢，舒张期延长，心室充盈度增加，心搏强而有力，导致心悸。

○ 心律不齐
心脏跳动不规则或有一段间歇，会感到心悸，甚至有停跳感觉。

✳ 心室肥大

先天性心脏病、脚气性心脏病、高血压心脏病、风湿性心脏病、甲亢性心脏病、原发性或继发性心肌病等，均可能出现心悸。

✳ 心脏神经症

除心悸之外，常有心率加快、心前区刺痛或隐痛、呼吸不畅，常伴有头痛、头晕、失眠、易疲劳、注意力不集中等神经症症状。多因情绪激动而发作。

❋ 更年期综合征

由于本身的激素水平变化，也会导致自主神经功能紊乱而引起心悸。

 [健康支招]

❋ 治疗要点

心悸的治疗要点	
主要症状：自我感觉心脏跳动的不适感或心慌感	
心律失常	及时就医，在医生指导下进行抗心律失常药物治疗
贫血引起的心悸	及时就医，在医生指导下进行补铁治疗
甲亢引起的心悸	及时就医，在医生指导下进行甲亢药物或手术等治疗
神经症	及时就医，在医生指导下进行治疗，平时注意休息和运动锻炼，情绪不要过度紧张

❋ 这些征兆需警惕

- 活动后心悸加重，伴有下肢水肿，夜间不能平卧，需警惕是心血管类疾病；

- 心悸，伴消瘦、多食、多汗、易怒、手抖等，需警惕是内分泌系统失调；

- 心悸，伴咳嗽、胸痛、呼吸困难，需警惕是呼吸系统疾病；

- 心悸，伴面色苍白、乏力、头晕者，需警惕是贫血、低血糖等疾病；

- 经常失眠、心悸、头晕，又查不到器质性病变者，需警惕是神经官能综合征；

- 更年期女性，心悸伴有盗汗、烦躁等症状，需警惕是更年期综合征。

日常护理小妙招

1 日常护理

平时要注意调节情志，避免惊恐刺激，防止忧思喜怒，保持精神乐观、情绪稳定。

适当注意休息，适当参加温和性运动锻炼，如散步、太极拳、体操、气功等。

少食含动物脂肪多的饮食，宜低脂、低盐饮食，忌烟酒、浓茶。中老年人应该定期体检，常规做心电图。

2 坐式八段锦练法

宁神静坐：采用盘膝坐式，正头竖颈，两目平视，松肩虚腋，腰脊正直，两手轻握，置于小腹前的大腿根部。要求静坐3～5分钟。

手抱昆仑：牙齿轻叩二三十下，口水增多时即咽下，谓之"吞津"。随后将两手交叉，自身体前方缓缓上起，经头顶上方将两手掌心紧贴在枕骨处，手抱枕骨向前用力，同时枕骨后用力，使后头部肌肉产生一张一弛的运动。如此行十数次呼吸。

指敲玉枕：接上式，以两手掩双耳，两手的食指相对，贴于两侧的玉枕穴上，随即将食指搭于中指的指背上，然后将食指滑下，以食指的弹力缓缓地叩击玉枕穴，使两耳有咚咚之声。如此指敲玉枕穴十数次。

微摆天柱：头部略低，使头部肌肉保持相对紧张，以左右"头角"的颈，将头向左右频频转动。如此一左一右地缓缓摆撼天柱穴20次左右。

手摩精门：自然深呼吸数次后，闭息片刻，随后将两手搓热，以双手掌推摩两侧肾俞穴20次左右。

左右辘轳：接上式，两手自腰部顺势移向前方，两脚平伸，手指分开，稍作屈曲，双手自胁部向上划弧如车轮形，像摇辘轳那样自后向前做数次运动，随后再按相反的方向由前向后做数次环形运动。

托按攀足：接上式，双手十指交叉，掌心向上，双手作上托劲；稍停片刻，翻转掌心朝前，双手作向前按推劲。稍作停顿，即松开交叉的双手，顺势做弯腰攀足的动作，用双手攀两足的涌泉穴，两膝关节不要弯曲。如此锻炼数次。

任督运转：正身端坐，鼓漱吞津，意守丹田，以意引导内气自中丹田沿任脉下行至会阴穴，接督脉沿脊柱上行，至督脉终结处再循任脉下行。

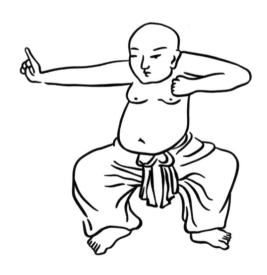

黄疸

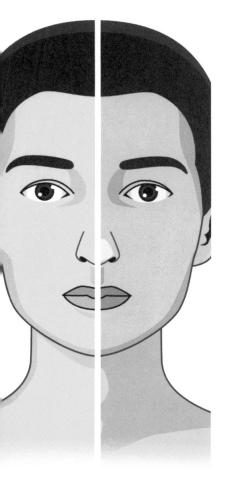

1 [疾病简介]

黄疸指体内胆红素代谢障碍而引起血清内胆红素浓度升高，导致巩膜、黏膜、皮肤及其他组织被染成黄色。

巩膜中含有较多的弹性硬蛋白，与胆红素贴合性强，故黄疸患者巩膜黄染常先于黏膜、皮肤而首先被察觉。黄疸有隐性和显性，轻者肉眼并不能明显看到。

如果过量进食含有胡萝卜素的胡萝卜、南瓜、西红柿、柑橘等食物，还会引起假性黄疸。但过量胡萝卜素只会引起皮肤黄染，一般巩膜正常。除此之外，老年人的球结膜还有微黄色脂肪堆积，巩膜黄染并不均匀，以内眦较明显，皮肤无黄染。假性黄疸时血胆红素浓度正常。

2 [致病原因]

※ 黄疸原因

中高龄人群的黄疸症状，病因可能是先天性黄疸、肝功能异常、胆道疾病、血液系统异常、不良生活习惯、药物、叶酸缺乏、代谢紊乱、某些食物等因素。

❋ 中医讲黄疸

中医学认为，黄疸的症状主要是目黄、身黄、小便黄，尤以目黄为主。初起，目黄、身黄不一定出现，而以恶寒发热、食欲不佳、腹胀肠鸣、乏力困重等感冒症状为主，三五日后，才逐渐出现目黄，随之出现尿黄与身黄。发黄程度或浅或深，急黄患者还可出现壮热神昏、衄血吐血等症。常有饮食不节，与肝炎病人接触，或服用损害肝脏的药物等病史。

病因多是外感时邪、饮食所伤、脾胃虚弱、肝胆功能失调、积块瘀阻等。

③ [疾病信号]

❋ 颅内脑病变引起的黄疸

▸ 黄疸并不是一种单一的疾病，可以是很多疾病的特征之一，比如内外科等疾病。

▸ 黄疸伴发热，多见于急性胆管炎、肝脓肿、败血症、大叶性肺炎。

▸ 先有发热而后出现黄疸，可能是病毒性肝炎或急性溶血。

▸ 黄疸伴上腹剧烈疼痛，可能是胆道结石、肝脓肿或胆道蛔虫病。

▸ 伴有右上腹剧烈疼痛、寒战高热，可能提示急性化脓性胆管炎。

▸ 伴有持续性右上腹钝痛或胀痛，可能是病毒性肝炎、肝脓肿或原发性肝癌。

▸ 黄疸伴肝明显肿大、质地坚硬，表面凹凸不平有结节，可能是肝癌。如果肝大不明显，质地较硬，边缘不整，表面有小结节，可能是肝硬化。

▸ 如果皮肤呈浅柠檬色，眼白发黄，多可能是溶血性黄疸。

▸ 如果皮肤呈现金黄色或橘黄色，多为黄疸型病毒性肝炎。

▸ 暗黄色或黄绿色的皮肤，多为肝癌、胰头癌、胆总管结石等阻塞性黄疸。

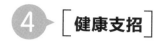

4 [**健康支招**]

※ **治疗要点**

黄疸的治疗要点	
主要症状：体内胆红素代谢障碍而引起血清内胆红素浓度升高，导致巩膜、黏膜、皮肤及其他组织被染成黄色	
溶血性贫血，过敏、自身免疫系统失常、药物所致	及时就医，在医生指导下进行治疗
感染、肿瘤或胆结石阻塞胆总管	及时就医，在医生指导下进行治疗
肝脏病变	及时就医，在医生指导下进行治疗
输血感染	及时就医，一般很难痊愈
静脉注射导致的感染	及时就医，一般很难痊愈
过度食用某些食物所致	一般无需担心，多饮水

※ **这些征兆需警惕**

- 非食物引起的皮肤黄现象，比如柠檬色、浅黄色、金黄色、暗黄、黄绿和绿褐色等；

- 伴有皮肤瘙痒、尿色深、粪便颜色变浅或呈白陶土色；

- 伴有疲乏、发热、食欲减退、寒战、腰痛、腹痛等；

1 / 精神调养

黄疸可能会出现反复、恶化的现象，皮肤的异常让一些人思想顾虑较重，多虑善怒，就会使病情加重。要保持心情愉快，多出去走走，交友散心，平和接受病程的恢复。

2 / 保持皮肤清洁

老年人有黄疸，应注意个人卫生，每日可用温水沐浴，以确保皮肤的清洁和干燥。

3 / 保证睡眠

过长时间的黄疸可能导致患者精神萎靡和睡眠不足，多注意休息和睡眠。在急性期或慢性活动期，应适当卧床休息，有利于整体功能的恢复；急性期后，根据体力情况，适当参加体育锻炼，如练太极拳、气功等。

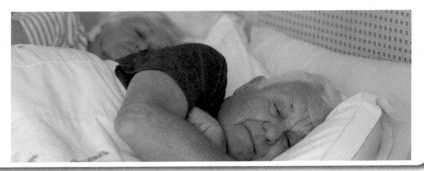

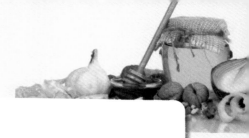

4 饮食调养

由于黄疸会导致胃口变差和消化不良，应注重饮食和营养护理。老年人有黄疸，应及时调整饮食，多吃苦瓜、黄瓜、香菇、黑木耳等帮助去黄疸的食物，不吃鸡蛋黄、肥肉、辣椒等食物。

阳黄者适合软食或半流质饮食，起到补脾缓肝的作用，禁食酒、辛热及油腻之品。

阴黄者可进食富于营养而易消化的饮食，禁食生冷、油腻、辛辣之物，不吃油炸、坚硬的食物，避免损伤血络。

急黄者，病程发展迅速，应绝对卧床休息，吃流质饮食，如恶心呕吐频发，可暂时禁食，予以补液。禁辛热、油腻、坚硬的食物，以防助热、生湿、伤络。

黄疸恢复期，更忌暴饮暴食，以防重伤脾胃，使病情加重。

5 按时服用药物

老年人有黄疸，遵医嘱服用一些退黄药物，不可私自停药或加药。

6 注意随时观察皮肤变化

如果黄疸加深或皮肤出现紫斑，为病情恶化之兆。

若烦躁不安，神志恍惚，脉象变为微弱欲绝或散乱无根，应及时送医抢救。

吞咽困难

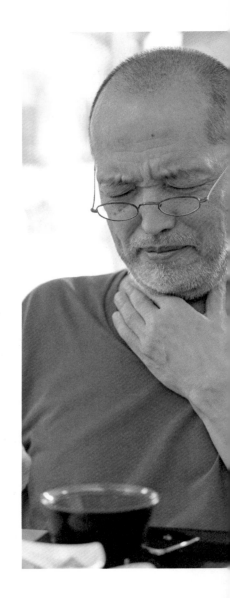

1 [疾病简介]

吞咽困难多见于"银发一族"，老年人存在吞咽问题相当普遍，但往往被忽略。

吞咽困难指食物从口腔至胃、贲门运送过程中受阻而产生咽部、胸骨后或食管部位的梗阻停滞感觉。主要症状包括进食速度慢、吞咽费力、喘鸣、咳嗽、哽咽、食物通过受阻、鼻腔反流等。

老年人发生吞咽障碍，不仅可影响摄食及营养吸收，水、电解质及酸碱平衡也会失调，从而影响病人的整体康复；而且这些人还可能会出现误吸、误咽和窒息，甚至引起吸入性肺炎等，严重者可危及生命。

2 [致病原因]

吞咽是神经肌肉反射性协同运动完成的一种生理功能，能使食团从口腔进入胃。老年人发生吞咽障碍的原因很多，与年龄、衰弱、牙齿脱落、牙龈萎缩等吞咽功能退化有关，更多与疾病有关。

从口腔前部到贲门的吞咽通道中的某一部分发生病变，就会导致吞咽反射路径的某一部分受损或受到邻近病变的影响，出现不同程度的吞咽障碍，比如吞咽不畅、食管内食物滞留，饮食向鼻腔反流或部分进入气管等症。

神经功能衰退、脑萎缩、肌肉变性、脑卒中、阿尔茨海默病、帕金森病、头颈部肿瘤、食管炎等疾病是导致老年吞咽障碍的主要因素。

③ [疾病信号]

老年人一旦发现出现吞咽困难情况，千万不可小觑，很多疾病都可能导致吞咽障碍。

※ 咽喉炎

一般是由于病毒、细菌等感染或者长期在烟尘的环境下，导致咽喉感染发炎。

※ 食管炎

除吞咽困难外，还伴有进食疼痛、口中反酸或有苦味、胸骨后烧灼样疼痛，疼痛放射至颈、背部，严重者因反流的胃肠液刺激会引起局部痉挛。

※ 食管癌

伴有胃部闷胀感，胸骨后针刺样疼痛，可出现持续性和进行性吞咽困难，由固体食物发展为流质食物，进食后出现呕吐，身体逐渐消瘦。

※ 脑部疾病

比如脑卒中、帕金森病、阿尔茨海默病等疾病，出现病变或损伤时可出现吞咽困难。饮水时可由鼻孔反流，并可能伴以呛咳、呼吸困难等症状。

※ 贲门失弛缓症

吞咽困难，需大量饮水，进餐时间明显延长，容易导致精神紧张，甚至出现食物反流。

※ 神经症

　　有的人在吞咽唾液时，可能出现咽部不适，有梗阻感，但进食或注意力分散时，该症状又会消失，精神因素影响较大。

※ 食管裂孔疝

　　伴有疼痛、食物反流、上消化道出血等症状，上腹部疼痛并向肩部放射。餐后尤其卧位时症状可加剧，而站位则明显减轻。

※ 颈椎病

　　当颈椎前缘增生的骨赘压迫神经时，也可出现吞咽困难，多伴有肢体麻木、头晕、头痛等症状。

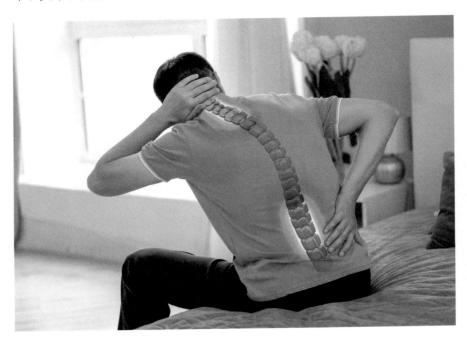

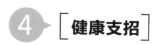

健康支招

❊ 治疗要点

吞咽困难的治疗要点	
主要症状：进食速度慢、吞咽费力、喘鸣、咳嗽、食物通过受阻、鼻腔反流等	
咽部受到感染、扁桃体炎、外伤等	及时就医，在医生指导下进行抗生素、外科治疗
食管痉挛、食管裂孔症	及时就医，在医生指导下进行药物治疗
压迫食管引起的食管狭窄	及时就医，在医生指导下进行治疗
脑卒中、肿瘤等	及时就医，在医生指导下进行康复治疗
食管病变，如感染或肿瘤	及时就医，在医生指导下进行药物或手术治疗
神经症	及时就医，排除器质性疾病，以神调养为主

❊ 这些征兆需警惕

- 吞咽困难持续几天以上；
- 吞咽时会遇到梗阻，感觉食管狭窄；
- 伴有耳痛、腹痛、胸痛、头颈痛、咳嗽带血等症状；
- 长期感觉吞咽困难，有异物感。

1 调整进食姿势

尽量保持坐位，卧床者可选择半卧位，尽量抬高床头；尝试低头吞咽，保护气道，防止食物太快流入咽喉部。

让老人分别向左、右侧转头，做侧方吞咽。这样做可防止老人嘴里有残留食物。进食后半小时内尽量不要躺下，以防食物反流。

2 调整进食的速度和量

小口吞咽，放慢进食速度，多吞咽几次，减少食物在口咽部的残留量。如果无法控制食物量，可改用汤匙。

3 避免流质食物

很多人认为，水、饮料、汤等流质食物利于老人吞咽，其实不然，因为液体在吞咽过程中流速比较快，呼吸道来不及关闭，很容易引起呛咳。正确做法是，适当增加食物的黏稠，选择细软易消化饮食，或将食物打成糊状，减缓食物的流速来减少呛咳。

4 避免黏性较高的食物

避免吃黏性过高的食物，如糯米、糍粑、粽子等，因黏性太强需要较大的口腔推送力，食物容易残留在口咽部。

视力障碍

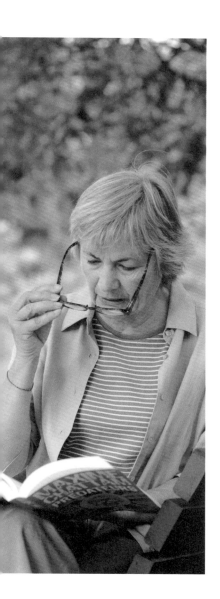

1 [疾病简介]

视力障碍包括视力下降、视物变形、幻视、弱视、斜视、老花眼等视力异常现象。中高龄人群的视力障碍主要以视力下降或模糊、老花眼为主。

2 [致病原因]

中高龄如果出现视力障碍，原因有很多，比如：

▶ 单眼或双眼发生了局部病变。

▶ 控制眼睛运动的肌肉组织逐渐衰弱退化。

▶ 脑部出现神经性病变。

▶ 糖尿病或高血压等疾病影响。

▶ 感染性或非感染性疾病。

▶ 屈光不正，或斜视、弱视。

▶ 药物不良反应。

▶ 外伤。

▶ 用眼习惯不好。

▶ 体内硒、钙、铬等营养缺乏严重，以及长期酗酒等。

▶ 中医学认为，视力不好的病因多为肝肾不足、气血亏虚、阴虚火旺、脾胃虚弱、肝郁气滞等。

3 [疾病信号]

※ 白内障、青光眼等眼部疾病

视力障碍多与眼部疾病有关，比如眼底血管病变、视网膜剥离、青光眼、白内障等，都会降低视力。

※ 颞动脉炎

如果年龄超过50岁，突然眼部疼痛，伴有肌肉酸痛僵硬、发热、食欲减退、乏力等，需立即就医，否则可能会导致失明。

※ 中央视网膜血管阻塞

如果年龄超过60岁，有青光眼、糖尿病或高血压等病史，单眼逐渐丧失视力，也是急症，必须及早就医。

※ 黄斑变性

如果年龄超过60岁，逐渐丧失了中心视力，但看周围物体视力尚可，有可能是黄斑变性，属于机体衰老的现象。

※ 视网膜脱落

有近视的老年人，如果眼前冒金星，或是有帘幕突然移过，需警惕是视网膜脱落。可能因为眼球内玻璃体弯曲，导致眼球后视网膜卷曲所致。这属于急症，需及时就诊。

※ 一过性脑缺血或脑血管栓塞

如果年龄超过60岁，又有高血压病史，眼睛出现了复视症状时，需警惕是一过性脑缺血，或是脑部血管出现了栓塞，必须去医院检查。

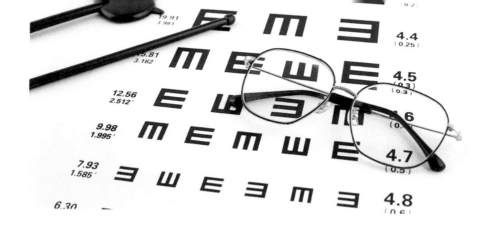

✳ 多发性硬化症

如果年龄在40岁以下的中年人，眼睛突然复视或视力模糊，伴有走路不稳时，需警惕是多发性硬化症。

✳ 脑血管疾病

如果中年女性平日有口服避孕药及抽烟的习惯，出现视力模糊或复视的现象时，需警惕脑血管疾病，及时检查。

✳ 糖尿病

如果患有糖尿病，眼睛突然出现间歇性或持续的复视情况，可能是由糖尿病的并发症引起的。一般来说，这种症状只是暂时的现象。

有近视戴眼镜者，如果视力变得模糊不清，可能是体内血糖不稳定引起的，先稳定血糖，再观察视力情况。

✳ 偏头痛

如果视线里出现光点、泛光、曲折的图像或周围视野消失，随后出现剧烈头痛，可能是偏头痛引起的。偏头痛好了，可能视力也恢复了。

尚未闭经且正在服用避孕药的中年女性，如果出现眼前闪光和短暂性的失明时，则有可能也是偏头痛。

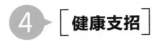

4 [健康支招]

❋ 治疗要点

视力障碍的治疗要点	
主要症状：视力下降、视物变形、幻视、弱视、斜视、老花眼等现象	
老花眼	佩戴眼镜即可
视网膜脱落	及时就医，在医生指导下进行激光治疗或巩膜固定治疗
黄斑变性	及时就医，在医生指导下进行治疗
视线出现絮状物	一般可自行痊愈，严重者及时就诊
白内障	及时就医，在医生指导下进行手术治疗
青光眼	及时就医，在医生指导下进行药物或手术治疗

❋ 这些征兆需警惕

- 视力模糊，眼前会出现黑点晃动，或有盲点；

- 注视街灯等发光物体时，出现泛光的现象；

- 周边视野丧失。只能看到正前方的物体，只限于很窄的范围，而有余光的四周部分则完全看不到；

- 出现重影，或闪光点，或曲折线条，害怕亮光；

- 中心视力减退，只能看清楚周围的物体；

- 单眼突然失去视力，马上又恢复正常，需警惕是眼后窝的中心视网动脉血液阻塞或血管硬化导致的，需马上就医或急诊。

1 穴位按摩

揉睛明穴：双手食指与中指紧并，揉按睛明穴30次，以局部有酸胀感为度。

揉承泣穴：用食指指尖揉按承泣穴100次，以局部有酸胀感为度。

掐揉攒竹穴：用拇指掐揉攒竹穴5～10次，以有酸胀感为佳。

按揉四白穴：用食指指腹按揉四白穴1～3分钟，以有酸胀的感觉为度。

按揉翳明穴：用拇指的指腹揉按翳明穴，力度适当，揉按1～3分钟。

2 其他眼疾保健

眼目昏暗，远视不明，伴头晕耳鸣、腰膝酸软、夜梦遗精者，可以按肝俞穴、肾俞穴。

眼内干涩，头晕目眩，耳鸣，咽干，盗汗，遗精，五心烦热，腰酸膝软者，揉、擦肾俞穴和志室穴，揉关元穴，揉按三阴交穴，拿太溪和昆仑穴。

头昏眼花，心悸，气短，面色萎黄，倦怠无力者，按揉脾俞穴，摩中脘穴，揉气海穴。

面色苍白，食欲减退，神疲，形寒肢冷，腰膝酸软，大便溏泄，尿多而清者，按揉脾俞穴，揉、擦肾俞穴和志室穴，揉关元穴，擦下腹，揉、擦章门穴，揉按三阴交穴。

目内干燥少津，滞涩不爽，视物易感疲劳，面色萎黄者，按揉脾俞穴，掌摩中脘穴，按揉足三里穴、三阴交穴。

老年斑

1 [疾病简介]

老年斑即"老年性色素斑"，俗称"寿斑""老年疣"等，医学上称为脂溢性角化。其主要指在老年人皮肤上出现的一种脂褐质老年斑色素斑块，是很常见的良性表皮增生性肿瘤。40岁以上的中年人开始零星增长，50岁以后发展较快，高龄老人中尤其常见。一般多出现在面部、额头、背部、颈部、胸前等躯干和头颈部，也可能出现在上肢等部位。它虽然被雅称为"寿斑"，但实际上并非长寿的标志，也可能是很多疾病的征兆。

2 [致病原因]

老年斑有很多的病因及诱发因素。

※ 皮肤老化，抗氧化能力降低

步入中高龄以后，体内新陈代谢日益减缓，细胞代谢机能衰退加速，体内脂肪容易发生氧化，抗氧化能力降低。人体内的氧自由基与脂质发生作用后形成脂质过氧化物，日渐在体内积聚，变成脂褐质在皮肤中沉着，被真皮层中色素细胞吞噬，进而聚集在皮肤下，从而形成老年斑。

※ 紫外线照射

长期慢性的紫外线照射，导致面颈部、上肢伸侧等易暴露在阳光下的部位容易出现多发角质损害。

※ 药物

有一些抗肿瘤药物可导致老年斑，但并无恶性肿瘤。

❋ 空气污染

空气中污染物的接触与外源性皮肤老化显著相关，很容易导致日光性雀斑样痣等老年斑。

③ [疾病信号]

很多人认为，老年斑只不过是人体生理性衰老的信号，其实也可能预示着身体的一些疾病。

❋ 阿尔茨海默病、抑郁症

老年斑不仅存在皮肤的改变，脂褐质除了聚集于表皮细胞，还在人体其他组织细胞内沉积、聚集。如果聚集于脑细胞，可能导致记忆力减退、智力下降，诱发抑郁症；如果沉积于大脑的神经细胞中，可患阿尔茨海默病。

❋ 血管性疾病

脂褐质如果聚集于血管壁上，使血管发生纤维性病变，容易引发动脉硬化、高血压、心肌梗死等血管性疾病。

❋ 脏器疾病

脂褐质沉积于心、肝、肾、脑等生命器官与组织中，成为看不见的老年斑，可能干扰细胞的正常代谢，加速衰老，引发多种顽症痼疾，甚至肿瘤。

❋ 这些征兆需警惕

- 老人斑变大；
- 老人斑流血、刺痛；
- 老人斑发痒、发炎；
- 出现黄褐色、扁平状的皮肤斑块。

1 / 口服维生素 E、维生素C

遵医嘱每日服用适量的维生素E、维生素C，对减缓动脉硬化斑和老年斑形成有一定效果。

2 / 注意饮食

少吃油腻、甜点、含咖啡因与酒精的食物，因为老年斑多源于肝斑，可以适当多食用清肝的食物，比如洋葱、萝卜、莲子、菠菜、杏仁、大枣、西红柿等富含锌、铜、锰等微量元素的食物。

3 / 不要过度暴晒

日光中的紫外线能够严重破坏人体皮肤细胞中的胶质原和弹性纤维，消耗保护皮肤的黑色素细胞，中高龄人群应该尽量少接触强紫外线，防止紫外线的诱发性刺激。

4 / 坚持体育锻炼

经常锻炼能明显推迟衰老，还能防止这种老年色素沉积在血管中，阻止血管变性。

5 / 多咀嚼食物

较多的面部肌肉运动可以减缓或减少老年斑的生成。比如可以每天咀嚼口香糖10分钟，或在吃饭时细嚼慢咽，可以改善面部血液循环和皮肤的新陈代谢。